AF278019

fatal y no te da lo que te mereces. Al final, estos gilipollas sacan lo peor de una mujer porque acabas adoptando conductas destructivas de las que luego te arrepientes. Y lloras angustiada o rota por establecer una relación con hombres que solo te harán sufrir. Si no lo solucionas y sanas tu adicción emocional de una vez por todas, acabarás repitiendo el patrón una y otra vez.

Tanto si tienes el perfil de la mujer permisiva como el de adicta en sus diferentes grados, podrías estar aguantando situaciones que no deberías tolerar. **Te recomiendo que, cuando empieces con un hombre —o cada cierto tiempo, si estás en una relación de pareja—, revises el yonquitest** por si se cumple algún punto. Este cuestionario será tu mapa de ruta, ya que sigue un criterio objetivo que te ayudará a poner los pies en la tierra y a ver si tu relación es sana o no. Además, te plantearás si estás admitiendo algo que no deberías.

Quiero terminar la introducción con mi historia, para que entiendas el porqué de este libro.

LA DAMA DE HIERRO DICE: «MI HISTORIA. YO TAMBIÉN TENGO UN PASADO»

Ya de pequeña apuntaba maneras. Por las tardes, mis amigas del colegio me llamaban al fijo de casa (era otra época) para buscar asesoramiento. Ellas fueron mis primeras «pacientes». Desde muy joven sentía que tenía una psicóloga en potencia dentro de mí. En la escuela había niños que sufrían acoso escolar y yo los defendía. Los invitaba a que se unieran a nosotros, y formamos algo así como mi primera terapia grupal. Éramos «El club del moco. Únete, que somos pocos». De alguna manera, juntos creamos una burbuja familiar. Recuerdo aquella época como una de las más felices de mi vida.

A los dieciocho me matriculé en Ingeniería industrial, tal como me recomendó la orientadora del colegio. Aguanté cuatro largos años, aunque lo detestaba. El 3 de junio de 2010 (lo recuerdo como si fuera ayer) me topé con un cuestionario en la primera hoja de un libro de autoayuda, y responderlo me cambió para siempre. El resultado del test fue nefasto y desalentador. Básicamente, me decía que, si seguía así, acabaría con depresión crónica y trastorno de ansiedad, entre otras cosas, el resto de mi vida.

Me quedé en shock, sin poder moverme al imaginar un futuro así. Sentí algo que no puedo poner en palabras, un profundo clic en la cabeza y en el corazón. En ese instante todo cambió. Se me cayó la venda de los ojos. ¡Fue como pasar de vivir dormida a estar despierta! Era demasiado joven para sentenciarme en vida. Sería psicóloga, mi pasión desde niña.

Me juré que a partir de ese momento mi vida tendría un propósito: ayudar a los demás desde la psicología. A nivel académico o profesional, no volvería a hacer nada que no me A-L-U-C-I-N-A-S-E. No aceptaría un proyecto laboral que no me llenase de energía positiva y satisfacción. Y he seguido así hasta hoy.

¿POR QUÉ ME ESPECIALICÉ EN ADICCIÓN EMOCIONAL?

Este es el libro que me hubiera gustado tener a los veintidós años, pues estaba sumida en la oscuridad. Por entonces mantenía una relación de pareja con Samuel. Sí, lo confieso, yo también fui una adicta emocional. Fue la primera y última relación tóxica que he tenido en mi vida. A la vez que dejé Ingeniería, corté con él. Me agarraba a mi pareja por falta de rumbo vital, pero con él no podía empezar una nueva vida llena de luz. Como diría mi familia gallega, «*NUNCA MAIS*», nunca más me he dejado atrapar por una relación así. Promesa cumplida.

Recuerdo que por aquella época me sentía sin herramientas: no sabía qué me pasaba, a qué o a quién recurrir ni por dónde empezar. Tuve que hacerlo sola y sin ayuda, ya que la adicción emocional no se conocía y apenas había estudios científicos sobre el tema.

No quiero que te sientas igual de sola que yo. Apóyate en este libro, en mí, en nuestra comunidad en las redes sociales y, si lo necesitas, empieza terapia psicológica con un profesional cualificado. En mi clínica tengo pacientes online desde Reino Unido hasta Sídney (Australia), así que utiliza todas las herramientas posibles para avanzar.

¡TU MOMENTO ES AHORA!

Mi palabra favorita es «ahora». No dejes para mañana lo que puedas hacer hoy. Vamos a emprender un viaje hacia ti, hacia tu interior. Ahora estás triste, dolida, perdida y sin rumbo, pero ya has dado un primer paso al comprar este libro. ¡Estoy orgullosa de ti y de que lo hayas hecho! Sé que no es fácil. Piensas que estarás sola y vacía sin él, pero no es verdad. Después de superar tu adicción emocional, te espera una nueva vida. Te reinventarás y te sentirás más libre, fuerte, poderosa y vital que nunca.

Con mi apoyo, con el de la gente que te quiere y tu fuerza, cogerás el timón de tu barco para navegar hasta un puerto más firme que en el que estás ahora. Ese puerto se llama «Libertad». Su primer apellido es «Autoestima» y el segundo, «Autorrespeto». Cuando superes esta adicción, no volverás a permitir que nadie te trate mal, NADIE. Los gilipollas dejarán de parecerte atractivos porque sabrás que esos perfiles solo generan dolor y sufrimiento.

Todo pasa por algo, por una razón que desconocemos cuando ocurre, pero con el tiempo todos los puntos de la historia se conectan y cierran el círculo. De repente, todo cobra sentido.

Cada paso que he dado en mi vida me ha traído hasta hoy, hasta aquí, hasta ti.

1

ADICCIÓN
EMOCIONAL

La adicción emocional es un enganche tóxico, disfuncional y peligroso que se crea entre dos personas. En este libro voy a centrarme en el que se establece entre una mujer adicta y un hombre tóxico (ya sean pareja o ligue), que genera, sobre todo en ella, dolor, sufrimiento, inestabilidad emocional, frustración y tortura psicológica.

Como veremos, la adicción emocional se parece a la adicción a distintas sustancias como el alcohol o las drogas. Mi experiencia en el centro de desintoxicación me hizo identificar patrones que se repetían entre los adictos a diversas sustancias y las adictas a las relaciones tóxicas. La adicción emocional se caracteriza por un estado mental obsesivo, la necesidad irresistible de estar con ese hombre, la pérdida del control sobre los impulsos, centrar la vida en el hombre tóxico y experimentar intensos deseos de consumir esa droga emocional: él (como querer saber qué hace en cada momento, comprobar sus cambios de perfil en las redes sociales, etc.).

Además, las adictas emocionales tienen más probabilidades de desarrollar relaciones potencialmente dañinas con otras personas en diferentes áreas de su vida —un amigo, un familiar, un compañero de trabajo o el jefe—. Muchas no son conscientes o minimizan el impacto negativo de su relación tóxica como mecanismo de autoengaño. Para generar un enganche tan severo, hay que pasar antes por las cinco fases que te detallo a continuación:

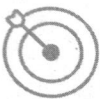

PROCESO PSICOLÓGICO FRECUENTE QUE SUFRE UNA ADICTA EMOCIONAL

* **Idealización.** Cada hombre que conoces piensas, de forma distorsionada e idealizada, que es el definitivo, la persona con la que siempre soñaste. Le atribuyes cualidades que no existen, te sientes inferior y acabas odiándote.
* **Enganche.** Cuando te convences de que tu nueva conquista es la reencarnación de un dios en la Tierra, comienza el enganche emocional. Empiezas a sentir que tu vida no tiene sentido sin él y haces lo posible para que se quede a tu lado.
* **Anulación.** Poco a poco pierdes tu identidad y te desdibujas. Lo antepones a cualquier otro aspecto de tu vida o persona, solo te enfocas en él y te alejas de tu entorno.
* **Reclamación.** Tienes una constante necesidad de afecto, y se lo exiges si no está disponible para ti cuando quieres. Sientes ansiedad y malestar ante la ausencia temporal de tu pareja. Buscas su atención para asegurarte de que no te abandone.
* **Miedo a la ruptura.** Temes que la relación se acabe. Si te deja y no lo aceptas, intentas volver con él de todas las formas posibles. Si no accede, rápidamente te buscas otro hombre para evitar la soledad.

Tu relación tóxica de pareja nada tiene que ver con el amor sano y real. Es una adicción emocional, una obsesión enfermiza.

Intenta identificar las diferencias que te presento a continuación, porque están muy claras:

AMOR SANO EN PAREJA	ADICCIÓN EMOCIONAL HACIA TU PAREJA
Te sientes alegre, feliz y equilibrada.	Te sientes triste, sola, inestable y deprimida.
Ganáis los dos, es una simbiosis emocional.	Solo se beneficia él. Anula tus necesidades.
Nadie te manipula y no lo tienes idealizado.	Te maneja y te dice que estás loca.
Quedas con tus amigos y familiares.	Cada día estás más aislada de tu entorno.
Si te trata mal, rompes con él.	No puedes cortar la relación tóxica con él.
Tu pareja no es el centro de tu vida.	Sientes que sin él no eres nadie.
Tomas libremente tus decisiones.	No controlas tus decisiones.
Piensas: «Mejor sola que mal acompañada».	Te aterra estar sola y sin pareja.
Eres racional, ves la realidad como es.	Eres emocional, no ves las cosas como son.
Tenéis los mismos objetivos vitales.	Pierdes el tiempo. No tenéis metas comunes.
Confía en ti y es fiel. El compromiso es real.	Es celoso e infiel.
Cada uno asume sus errores y pactáis.	Te culpa de todo.

¿Ves las diferencias? ¡Están muy claras!

Cuando te hayas planteado cómo te hace sentir y cómo tendrías que vivir la relación con tu gilipollas, debes entender que la bioquímica cerebral es una de las principales razones para mantener una adicción emocional, y por eso cuesta tanto romper este tipo de relaciones.

EL LABORATORIO QUÍMICO DE LA ADICCIÓN EMOCIONAL

Por desgracia, en nuestra sociedad muchas personas son adictas. Hay dos tipos de adicciones, pero comparten características:

* **Adicción a sustancias.** Entre otras, alcohol, nicotina, cocaína, cannabis, cafeína, psicofármacos y opiáceos.
* **Adicción comportamental o de conducta.** Entre otras, a la pornografía, al sexo, al juego, a la comida, al móvil, a las redes sociales, a las compras y al trabajo. La adicción emocional pertenece a esta categoría.

En el caso de la adicción emocional, el enganche hacia tu «camello del amor» —el que te suministra la droga emocional— es de tal calibre que cuesta librarse de este tipo de relaciones por la gran cantidad de sustancias químicas y hormonas que segrega tu cerebro al estar con él. Esta base química es el cimiento sobre el que se construye la locura sentimental que estás viviendo. La adicción emocional se caracteriza por el efecto «montaña rusa»: pasas de una atracción a otra como si de un parque temático se tratase. Eres como un volcán de emociones a punto de explotar. Después de la erupción, solo quedarán las cenizas de una relación de pareja que jamás deberías haber iniciado.

Tendrás que aprender a vivir sin las «drogas de amor» que te suministra tu gilipollas. Aprenderás a segregarlas para no tener que volver a recurrir a él ni a ningún otro.

Tu cerebro, adicto emocional fruto del enganche, te pide su dosis diaria como te presento a continuación.

Química cerebral de la adicción emocional

Veamos algunas de las sustancias hormonales y de los patrones bioquímicos que intervienen en cualquier adicción.

Adrenalina. La «hormona de la alerta máxima» es una de las sustancias que genera el cuerpo para que puedas luchar o huir en situaciones de riesgo vital. Cuando sientes que tu relación está en peligro (por ejemplo, él te grita y te amenaza con que te va a abandonar), se activa el sistema interno de alerta. Sientes estrés y ansiedad, y tu cerebro produce una fuerte descarga de adrenalina, que prepara los músculos para salir huyendo. El corazón te va a mil y sufres taquicardias. Cuando pasa la «amenaza», te relajas y te calmas, pero es una sensación momentánea. Regresas a tu estado natural hasta el siguiente episodio, cuando se te vuelva a activar el sistema de alerta al estar con él.

La adrenalina también es la responsable de las «mariposas en el estómago», aunque en realidad es ansiedad estomacal. Se produce por una contracción del tubo digestivo que va del estómago al ano. Es lo que siente todo el mundo cuando se pone nervioso, como al hablar en público o antes de una operación quirúrgica.

Noradrenalina. Es la responsable de los procesos de atención, concentración, humor y sueño. Interviene en situaciones estresantes, ya que aumenta la sudoración y la presión arterial. También puede producir la sensación de excitación y euforia cuando una adicta emocional está con su objeto de deseo, el señor Gili. Además, la noradrenalina provoca que eches de menos a tu pareja cuando no está.

Endorfinas. Se conocen como «hormonas de la felicidad». Son las sustancias químicas que generan las sensaciones de alegría y bienestar. De forma saludable, las producimos cuando hacemos deporte, nos reímos, tenemos sexo, tomamos el sol o escuchamos música, lo que nos genera un efecto antidepresivo que actúa como analgésico y calmante natural, y reduce la sensación de estrés en el cuerpo.

Cuando tu pareja y tú os reconciliáis tras una pelea y «estáis bien», segregas endorfinas y sientes una tranquilidad puntual. Del mismo modo, los adictos activan estas hormonas cuando consumen heroína, lo que les relaja.

Dopamina. También llamada «hormona del placer», es clave en cualquier tipo de adicción y está asociada a la hiperactividad y a la sensación de euforia. Cuando una persona consume aquello a lo que está enganchada (ya sea una sustancia como la cocaína, las redes sociales o la relación con un hombre tóxico), el cerebro te recompensa (segrega un montón de dopamina), lo que te hace sentir un gran placer a corto plazo. Esta es la sensación que busca tu cerebro a todas horas, y provoca que vuelvas a consumir y que cada vez necesites más para alcanzar ese nivel de placer.

Gestionada con fines saludables, la dopamina te ayuda a sentir entusiasmo y mejora la memoria y el aprendizaje para alcanzar tus sueños y objetivos. Sin embargo, mal canalizada, genera motivación excesiva (inagotable) por estar con tu gilipollas, querer arreglar la relación tóxica con él y no romperla en ninguna circunstancia, aunque sepas que debes hacerlo. Cuando él te da un like en una publicación, también segregas dopamina. Su déficit puede producir depresión, falta de deseo sexual, desilusión y debilidad.

Oxitocina. Se conoce como «hormona del amor». Liberas oxitocina cuando tu pareja te acaricia, te besa, te abraza o tenéis sexo. Por eso muchas mujeres se enganchan tras mantener relaciones sexuales con un hombre: segregan esta hormona y se sienten queridas (aunque solo sea por un instante), ya que es muy adictiva. La oxitocina se encarga de crear y fortalecer vínculos con otras personas, y de generar en ti sensación de calma, protección y seguridad. También la segregamos cuando acariciamos a nuestra mascota o abrazamos a nuestro bebé, y cuando nos reímos o pasamos tiempo con nuestros seres queridos.

Debido al efecto de la oxitocina, tiendes a relativizar lo malo que te hace el gilipollas. Al sentirte anestesiada, se produce en ti la «ceguera amorosa»: te pones las gafas rosas para mirar la relación. Solo recuerdas lo bueno que has vivido junto a él y borras los malos momentos de tu memoria emocional. Esto tiene una gran importancia en los factores que mantienen la adicción emocional y en las recaídas.

Serotonina. Esta hormona tiene la función de regular el sueño, el apetito, el humor, la temperatura corporal, el estado de ánimo y las funciones intelectuales. Por eso, cuando nos falta, nos cuesta dormir, estamos irritables, de mal humor, con ansiedad o incluso entramos en un estado depresivo.

Si nuestra autoestima está alta, el nivel de la hormona aumenta porque nos sentimos valiosas. Si estás en una relación de pareja sana y el vínculo emocional entre vosotros es fuerte, se generan mayores niveles de serotonina y sientes una gran estabilidad emocional y paz. En cambio, las personas atrapadas en una adicción emocional tienen niveles más bajos de esta hormona, lo que les provoca sensación de intranquilidad, y se obsesionan con su pareja, algo parecido a las incómodas sensaciones que experimenta quien sufre de trastorno obsesivo compulsivo.

Feniletilamina. Es la hormona que aparece durante el enamoramiento y genera el efecto «flechazo». Cuando te quedas pillada o te enganchas a un hombre, sea tóxico o no, se producen sensaciones de exaltación, hiperactividad y euforia, aumentas la energía sexual, tienes menos apetito y te cuesta dormir. Cuando una persona cae atravesada por una flecha de Cupido, pierde la noción del tiempo. Debido al efecto de la feniletilamina, los días pasan como si estuvieras en una nube. En cambio, si se rompe la relación o el gilipollas te abandona, dejas de producir esta hormona y te sientes muy triste. Por eso muchas mujeres comen chocolate tras las rupturas, ya que también lleva esta sustancia.

Vasopresina. Es la hormona de la «fidelidad» que promueve el contacto social. Esta sustancia química segregada en las relaciones de pareja monógamas y funcionales genera en ambas partes un vínculo profundo que se prolonga durante años. Una persona fiel a su pareja tiene niveles más altos de vasopresina que una infiel. Los gilipollas, muchos de ellos infieles, generan menos.

Testosterona. Es la hormona de la «lujuria». Esta sustancia se encarga de regular la agresividad, el impulso y el deseo sexuales. La testosterona suele aumentar tanto en hombres como en mujeres al comienzo de las relaciones, por eso se tienen más ganas de sexo. Erróneamente, se piensa que solo los hombres segregan testosterona, pero de igual manera la presentamos las mujeres. Por su parte, ellos también producen dosis de estrógenos, las hormonas que se encargan de la reproducción femenina, la regulación del ciclo menstrual y el deseo sexual.

Ahora ya conoces toda la explosión de sustancias químicas que te hacen sentir «borracha de amor». Debes saber dónde ocurre y qué zonas del cerebro intervienen en un proceso de adicción. Las investigaciones científicas han demostrado que comparten cambios similares en el sistema de recompensa del cerebro.

EL CEREBRO DE UNA ADICTA EMOCIONAL

En el inicio y el mantenimiento de cualquier adicción intervienen varias áreas. Las más importantes son las siguientes:

Área tegmental ventral (VTA). Es el centro cerebral del placer, donde empieza la adicción emocional. Cuando haces algo que te genera bienestar, activas el «circuito de la recompensa» que se inicia en el VTA, la casilla de salida del proceso de gratificación. Esta área contiene neuronas que se proyectan hacia otras regiones del cerebro y desempeña un papel clave en la motivación, el deseo sexual, el placer y la valoración afectiva. El VTA está conectado con el sistema límbico, el más básico, que favorece la supervivencia y se encarga de regular las sensaciones placenteras.

Núcleo accumbens. Cuando las neuronas del VTA emiten una señal de excitación en situaciones agradables (comer, tener sexo, hacer una actividad que te guste, estar con tus seres queridos, ir a ver una exposición o practicar una actividad física), actúan como reforzadores sanos y gratificadores naturales. El núcleo accumbens, conectado al VTA, libera dopamina y refuerza la sensación de placer. La dopamina «enciende» el resto de las zonas del cerebro para que se orienten hacia esa causa o necesidad. El cerebro entiende (mal) que «consumir al gilipollas» es de vida o muerte para la supervivencia de la adicta emocional, y se focaliza en ese objetivo. Lo peligroso es que, al seguir en la relación con él, segregas muchísima dopamina que te mantiene enganchada. Ahí está el problema.

Corteza prefrontal. Esta zona nos ayuda a pensar, a tomar decisiones y a controlar nuestros actos e impulsos. Participa en los procesos de aprendizaje y en la repetición de las acciones importantes para la supervivencia (comer, beber agua, dormir, etc.). Con estas acciones, el cerebro libera dopamina —la señal que este necesita para saber que esa conducta es importante—, la memoriza y, en el futuro, la repite porque quiere volver a sentir ese refuerzo positivo, ese placer. La corteza prefrontal facilita el aprendizaje y promueve esta repetición. En cualquier tipo de adicción, esta zona se encarga de la conducta compulsiva para encontrar la droga. Como tú estás secuestrada y manipulada mentalmente por tu gilipollas, no podrás tomar buenas decisiones ni controlar tus impulsos.

Circuito de recompensa de la adicta emocional

Si piensas en las adictas emocionales, en la puerta de entrada del VTA —el centro del placer— está tu gilipollas, como si fuera un portero de discoteca, y no quiere que tu cerebro detecte otros estímulos agradables. Ha secuestrado tu mente.

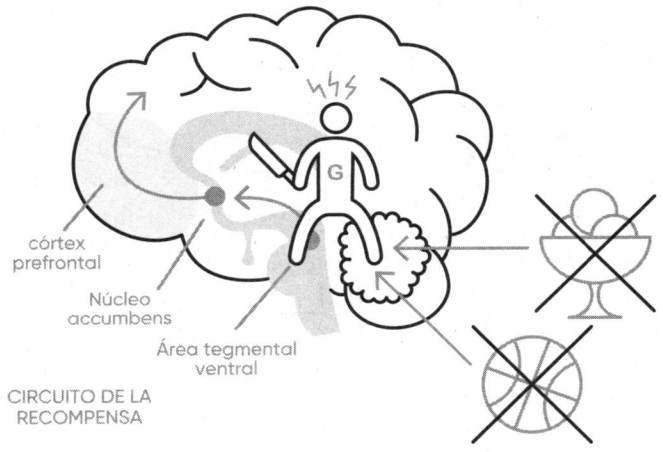

Tu gilipollas se pone en la puerta de entrada del circuito de recompensa de tu cerebro. No quiere que segregues dopamina con ningún reforzador natural. Quiere ser el único que maneje tu circuito de la recompensa cerebral. Te ha secuestrado el cerebro.

Imagina que existen dos mundos: el racional y el emocional. Vives en el segundo, dopada de hormonas, lo que te hace incapaz de pasar al otro mundo, en el que podrías ver la realidad. En cambio, la gente que te quiere puede ser racional, ya que no mantiene una vinculación emocional con tu gilipollas y es consciente de lo destructivo que es estar y seguir con un hombre tóxico, por eso siempre debes escucharla.

Cuando una mujer está enganchada a una relación tóxica, modifica el funcionamiento de su cerebro, además de su estructura, y mantiene conductas peligrosas con tal de seguir con él. Imagínate que la autopista que une el mundo emocional con el racional no funciona y no se puede producir una comunicación entre ambos. La razón no puede coger el mando de la nave ni poner orden al alboroto que están produciendo tantas emociones fruto de la adicción. Observa las siguientes imágenes y encuentra las diferencias entre ellas:

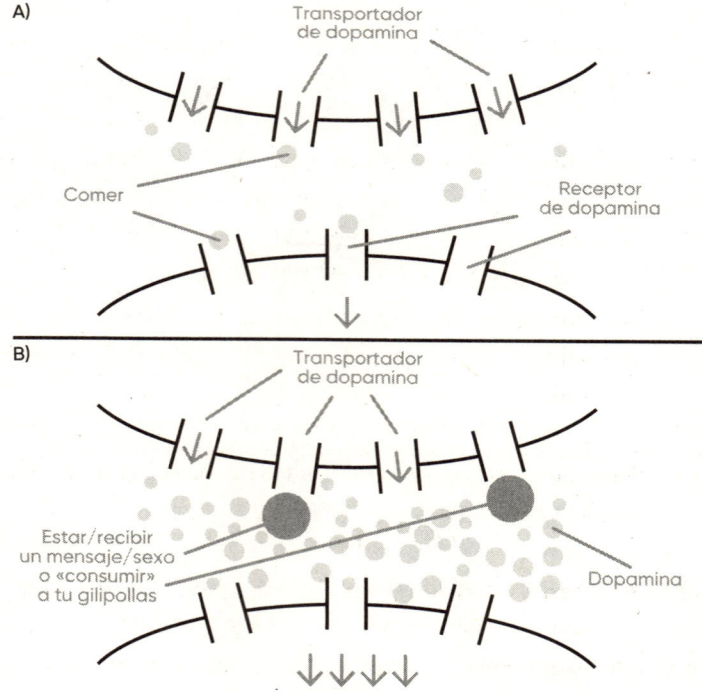

A) **Adicta emocional cuando come.** Segrega muy poca dopamina al hacer algo que le guste, como comer.

B) **Adicta emocional cuando «consume» a su gilipollas** (estar con él o todo lo relacionado con él). Segrega altísimos niveles de dopamina, lo que provoca una hiperactividad dopaminérgica.

La diferencia de los niveles de dopamina que segrega una adicta emocional al comer (placer natural) y al «consumir» al hombre tóxico es enorme. Tu cerebro adicto se acostumbra a recibir altísimos niveles de dopamina, y cada vez querrá más. La mente se habitúa a obtener dosis masivas que se producen al «consumir» al gilipollas, ya que es como una droga. Al caer en la adicción emocional, casi no segregas dopamina cuando realizas actividades que antes te producían placer, como comer algo que te guste.

Para considerar que existe una adicción, se deben cumplir estos tres criterios:

1. **Síndrome de tolerancia.** Cada vez se necesita más la droga para lograr los mismos efectos y tener idéntica sensación. Necesitarás ir aumentando la dosis.
2. *Craving.* Deseo intenso e irrefrenable de consumir.
3. **Síndrome de abstinencia.** Conjunto de reacciones mentales y físicas muy negativas que se experimentan al dejar de consumir una droga.

El efecto que produce el uso de cualquier droga es tremendamente dañino y muy adictivo.

¿Se puede cambiar el cerebro de una adicta emocional?

¡Sí! Es una buenísima noticia para ti. El cerebro tiene una función llamada «neuroplasticidad», una capacidad excepcional muy curativa. Es como si estuviera hecho de plastilina y lo pudiéramos moldear, ya que está preparado para crear nuevas conexiones neuronales, desaprender y adquirir nuevos conocimientos, conductas y habilidades. Si el cerebro no tuviera esta virtud, seguiríamos igual año tras año, no cambiaríamos.

Gracias a esta neuroplasticidad, puedes modificar el patrón de relaciones que estableces con los hombres, aunque a lo largo de tu vida siempre tendrás que estar pendiente de NO recaer en una adicción emocional con un hombre tóxico. Eres como una diabética emocional que tiene que controlar sus niveles de insulina de por vida. Por suerte, puedes desengancharte de tu relación tóxica al igual que cada día miles de personas se desintoxican de adicciones a sustancias. Fui testigo de ello cuando trabajé como psicóloga en formación en un centro de adicciones en Madrid.

¿Qué relación existe entre la neuroplasticidad cerebral y el cerebro de una adicta emocional? Con mucho esfuerzo y trabajo, puedes salir de este callejón sin salida en el que te has metido. He conocido casos de adictos a la cocaína que nunca la volvieron a probar (cuando decidieron abandonar esa vida miserable a raíz de su adicción). Siguieron un programa de desintoxicación para su tipo de adicción, como tú también podrás hacer en el capítulo 4 de este libro.

Hay esperanza para ti. Si lo decides y sigues las pautas que te indico, saldrás de la dolorosa situación en la que estás sumida. ¡PUEDES HACERLO, ABRE TU PUERTA AL CAMBIO!

Si ya sabes que puedes transformarte en quien decidas, es importante que identifiques en qué fase te encuentras con tu gilipollas para verte capaz de romper con él.

LAS SEIS FASES EN UNA RELACIÓN DE ADICCIÓN EMOCIONAL

Las relaciones tóxicas siguen el siguiente patrón circular de seis etapas muy características:

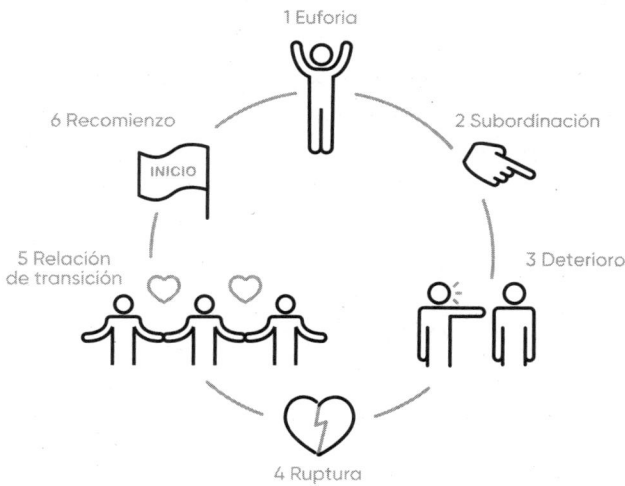

1 Luna de miel: euforia
Lo idealizas. Él tiene puesto su disfraz del «hombre más maravilloso» que jamás has conocido. En realidad, es un depredador emocional.

2 Subordinación
Te sometes a él y te anulas como persona y mujer, con tal de no perderlo.

3 Fase de peleas o abuso por parte de él hacia ti
Él muestra su verdadera cara. Algunas adictas emocionales suelen hacer demandas excesivas hacia la pareja en esta fase.

4 Ruptura
Quieres volver con él, a pesar de que sabes que es un abusador.

5 Relación de transición
Intentas engancharte a otros gilipollas, pero al no funcionar, vuelves con tu exgilipollas.

6 Recomienzo
Volvéis. Tú crees que va a cambiar (ingenuamente) ¡Y vuelta a empezar el ciclo tóxico! Así podéis estar años.

El problema suele darse en la cuarta etapa, la ruptura. La iniciativa la toma el hombre tóxico, y la adicta emocional se niega a asumir el final. Como ella no sabe estar sola, en lugar de pasar el duelo con dignidad, se engancha a otros hombres de transición, sin éxito. Al no llegar a buen puerto con estas personas de «paso», la yonqui del amor retoma la relación con el señor Gili (uno de los dos busca al otro), y vuelve al punto de partida, la fase 1. De nuevo en la casilla de salida, y tendrá el mismo desenlace fatal que las veces anteriores. Es un círculo vicioso que una y otra vez vuelve a hacer que gire la rueda entre la adicta emocional y el hombre tóxico, lo que impide el desenganche. ¡Qué mareo, es agotador!

LA DAMA DE HIERRO DICE...

Por muchas veces que cortéis y volváis, la relación tóxica nunca funcionará entre vosotros, ya que vuestra dinámica es disfuncional. Es como tener una casa con problemas en los cimientos que se cae una y otra vez, y no hay opción de arreglarla. Es mejor que te vayas y que empieces a edificar en otra zona que no esté sobre arenas movedizas, lo más lejos que puedas de él.

CAUSAS: ¿POR QUÉ SOY ADICTA A UN GILIPOLLAS?

Para comprender tu enganche sentimental, debes ser consciente del origen del problema.

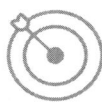

CAUSAS DE LA ADICCIÓN EMOCIONAL

1. EXPERIENCIAS TRAUMÁTICAS EN LA NIÑEZ.
2. PROGENITORES.
3. DEPENDENCIA EMOCIONAL.
4. MITOS DEL AMOR ROMÁNTICO.
5. BAJA AUTOESTIMA.
6. OTRAS CIRCUNSTANCIAS EN LA ADULTEZ.

Experiencias traumáticas en la niñez

La adicción emocional comienza de niños. La infancia es el patio de recreo en el que jugamos el resto de nuestra vida. Como decía Frederick Douglass, «Es más fácil construir niños fuertes que reparar adultos rotos». Haber vivido infancias complicadas te hace vulnerable a caer en manos de una persona tóxica. Estas son algunas de las situaciones que se consideran traumáticas en la niñez:

* Haber sufrido abuso verbal, emocional, físico o sexual.
* Padres con algún tipo de adicción (drogas, alcohol, etc.) o con alguna enfermedad mental (esquizofrenia, trastorno de personalidad, depresión o ansiedad).

* Haber sido víctima de una violación o de acoso escolar en el colegio.
* Haber vivido muertes repentinas, en un entorno de violencia de género o un divorcio complicado de los padres.

Las situaciones anteriores son devastadoras para la vida de un ser humano y favorecen que se caiga en una dinámica tóxica. Aunque no son las únicas, como veremos a continuación.

Progenitores

En función de cómo se comportaron con nosotros nuestras principales figuras de apego[1] —que suelen ser nuestros padres—, desarrollamos una personalidad concreta, una mayor o menor salud mental y una forma de relacionarnos con los demás, es decir, un sistema de apego u otro. Hay cinco tipos de progenitores, el primero, los padres sanos. Los otros cuatro son tóxicos por distintas razones.[2]

1. **Progenitores democráticos.** Su lema educativo es: «¿Qué necesitas? ¿Cómo te podemos ayudar?». Suelen ser padres sanos, equilibrados, con normas claras, firmes pero accesibles y que dan mucho cariño a sus hijos.

1. Bowlby, John, *Maternal care and mental health*, World Health Organization, Geneva, Londres, HMSO, Nueva York, Columbia University Press, 1951.
Idem, The making and breaking of affectional bond, Londres, Tavistock, 1979.
2. Baumrind, Diana, «Child care practices anteceding three patterns of preschool behavior», en *Genetic Psychology Monographs* n.º 75(1), pp. 43-88, 1967.
Idem, «Authoritarian vs. authoritative parental control». *Adolescence* n.º 3(11), pp. 255-272, 1968, <https://archive.org/details/sim_adolescence_fall-1968_3_11/page/255/mode/2up>.

El resultado de este estilo educativo es una **mujer segura** en la edad adulta, afectiva, emocionalmente estable y con una fuerte autoestima. Estas mujeres tienen su vida y no intentan controlar a nadie. No suelen caer en la adicción emocional. Si se juntan un hombre y una mujer funcionales y seguros en la edad adulta, dan lugar a una relación sana de **pareja interdependiente**. La forma visual que daría está formada por dos círculos y un espacio compartido. Cada uno tiene su espacio y otro, común, que la pareja comparte. Es el modelo ideal, el que todos deberíamos tener.

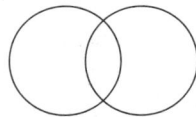

2. **Progenitores ausentes.** Su lema educativo es: «No nos molestes. Estamos muy ocupados». Suelen ser padres egoístas, sin límites ni normas en casa, que tienen un nivel bajo de exigencia y un escaso afecto hacia sus hijos.

El resultado de este modelo de crianza en la niñez es la **mujer evitativa** en la edad adulta. Respecto a sus emociones, es fría, incapaz de comprometerse y sin necesidad de emparejarse. Este tipo de mujer huye de la cercanía y de la intimidad. Si se juntan dos personas evitativas, dan lugar a una **pareja isla**. Solo ellos pueden ser felices en una relación así. Cada uno vive su vida sin contar con el otro.

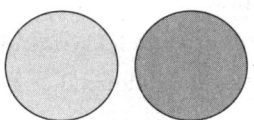

3. **Progenitores sobreprotectores.** Su lema educativo es: «Tenemos muchísimo miedo de que te pase algo» o «Soy tu amiga, no tu madre». Son padres complacientes, cariñosos, que no privan de nada a sus hijos y tienen un nivel bajo de exigencia con ellos.

El resultado de este modelo de enseñanza en la niñez puede ser de dos tipos. La primera, la **mujer ansiosa**, insegura, obsesiva y que necesita muestras constantes de amor por parte de su chico. Si se juntan dos personas que viven el amor desde la ansiedad, forman una **pareja tóxica** llamada «**fusión**». Ambos son el mismo círculo. Todo lo hacen juntos y no hay espacio para su individualidad. Una adicta emocional forma este tipo de relaciones de pareja, o lo va a intentar, fusionándose todo lo que el otro la deje.

La segunda es la **mujer ambivalente**: un día quiere estar con su pareja y al otro, dejarla. Tiene miedo al abandono, por lo que necesita fusionarse con él, pero exige su espacio y sale corriendo a la primera de cambio. Va saltando de la pareja fusión a la pareja isla.

4. **Progenitores autoritarios.** Su lema educativo es: «Aquí mandamos nosotros. Tú te callas». Son padres fríos, severos y rígidos, con un nivel bajo de afecto y alto grado de exigencia con sus hijos.

El resultado de este modelo educativo en la niñez es una **mujer sumisa** en la adultez. Dice que sí a todo lo que le proponga su pareja y no sabe ponerle límites. Lo acepta todo con tal de que no la abandone su gilipollas. Si una mujer sumisa se junta con un gilipollas, forman la **pareja tóxica engullida**: él es el círculo grande y ella el pequeño, absorbida por él. Es otro ejemplo de una relación de pareja con adicción emocional.

5. **Progenitores maltratadores.** Su lema educativo es: «Te maltrato porque eres de mi propiedad. Puedo hacer contigo lo que quiera». Suelen ser padres que pegan, gritan e insultan a sus hijos, y estos crecen sin afecto.

El resultado es una **mujer desorganizada** en la edad adulta. En una relación de pareja se comporta de forma ansiosa y, en la siguiente, de manera evitativa. Sus conductas son contradictorias e inadecuadas, no confía en su chico, evita expresar sus sentimientos y puede ser impulsiva o explosiva. Puede caer en relaciones de adicción emocional, como la **pareja tóxica coadicta**. Ambos son adictos a la relación. El ejemplo clásico es el de **mujer salvadora** y **hombre cocainómano/alcohólico**.

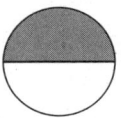

Si durante la infancia tus padres no te pusieron límites ni recibiste muestras de amor, e interiorizaste que debes esforzarte para ganarte el cariño y la aceptación del resto, seguro que piensas que, para que te quieran, no es suficiente con ser tú misma. Entonces buscarás el amor, la aprobación y la atención de los demás de forma excesiva para ser reconocida como ser humano, ya que en la infancia no lo recibiste. También puede que hayas visto en tu madre un modelo de relación de pareja basado en la sumisión o en los malos tratos, y que lo hayas normalizado e imitado.

Cuando identifiques el tipo de progenitores que tuviste y las consecuencias que ello ha tenido para ti, quiero que conozcas los cuatro estilos que hay para relacionarte con los demás. Los dos sanos son la dependencia vertical en la niñez y la dependencia horizontal o interdependencia en la adultez. Las dos formas de relacionarse de manera dañina entre los adultos se llaman «adicción emocional» y «coadicción». Te los detallo en el siguiente apartado.

Dependencia emocional

Como afirma el psicólogo Arun Mansukhani, hasta hace muy poco se creía que había que ir de la dependencia absoluta de la infancia a la independencia completa en el mundo adulto. Pero ¿por qué nos imponemos la independencia absoluta como símbolo de madurez emocional y de fortaleza física? Y peor aún, ¿por qué me siento culpable si necesito a mis seres queridos para sentirme bien?

La dependencia emocional está muy mal vista en la sociedad actual. Sin embargo, se nos olvida que los humanos somos los seres más dependientes y sociales que existen en la Tierra. Desde que nacemos, necesitamos años de cuidados y atención hasta que somos capaces de ser autónomos si nos comparamos con el resto de los seres vivos. Por lo tanto, no podemos ir contra nuestros genes sociales y contra la vinculación entre unos y otros, y mucho menos luchar contra ella. Como especie, nuestro desarrollo evolutivo es social y en sociedad. Sin esta herramienta de socialización, no hubiéramos sobrevivido.

Como consecuencia de esta confusión teórica, la dependencia emocional es un tema muy estigmatizado, un gen que hay que erradicar a cualquier precio, como si fuera una pandemia afectiva que se ha extendido por el mundo y que tenemos que exterminarla como sea para no volver a caer en ella.

La dependencia emocional no solo no es mala, sino que es necesaria. La pregunta no es si tenemos que depender unos de otros, porque la respuesta es sí. Lo correcto sería preguntarnos: ¿cómo debemos depender y de qué tipo de personas?

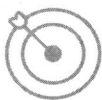

LOS CUATRO TIPOS DE VÍNCULOS EMOCIONALES

Vínculos emocionales constructivos

1. **Dependencia vertical.** Dependencia emocional y física positiva en la infancia. Es cuando un bebé o niño necesita totalmente a sus padres. Hacia los doce años, al entrar en la adolescencia, tienen que empezar a pasar de la dependencia vertical a la horizontal. Conforme alcanzamos la adultez, la dependencia emocional debería pasar de vertical a horizontal. Hay personas que presentan problemas durante esta transición, lo que genera dificultades a la hora de vincularse con los demás y en pareja. Cuando pasamos de la niñez a la adul-

tez, el objetivo no es volvernos independientes emocionales, sino desarrollar lazos afectivos sanos de interdependencia con otras personas: pareja, hijos, familia, amigos y sociedad.[3]

DEPENDENCIA VERTICAL
(DEPENDENCIA)

2. **Dependencia horizontal o interdependencia.** Es la dependencia emocional saludable y positiva que se da de igual a igual en la edad adulta. Esta vinculación tendría que darse en las relaciones de pareja y con otras personas. Ambas partes dan y reciben, se apoyan y se cuidan. Sería el modelo de la pareja interdependiente que hemos visto.

DEPENDENCIA HORIZONTAL
(INTERDEPENDENCIA)

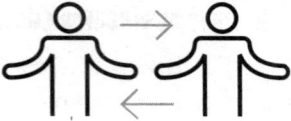

Vínculos emocionales destructivos

3. **Adicción emocional.** Vínculo negativo y patológico que se da en una relación tóxica entre dos adultos, aunque me centro en el ámbito de la pareja. Son relaciones sentimentales en las que se producen manipulaciones, abusos emocionales y maltrato físico o psicológico.

3. Mansukhani, Arun, «Dependencias interpersonales: las vinculaciones patológicas. Conceptualización, diagnóstico y tratamiento», en García, Antonio Daniel y Francisco Cabello (eds.), *Actualizaciones en sexología clínica y educativa*, Huelva, Universidad de Huelva, 2013, pp. 197-214.

Como hemos visto, la dependencia emocional es buena y necesaria. Por ejemplo, yo dependo emocionalmente de las personas a las que quiero. Mi familia, mis amigos, mi pareja… son personas maravillosas que me nutren la mente y el alma, dan color a mi vida y sacan lo mejor de mí. Distinto sería que me tratasen fatal, me destruyeran psicológicamente y yo siguiera enganchada a esos vínculos tóxicos sin capacidad para cortarlos. Entonces me convertiría en una adicta emocional (en eso se basa este libro).

A partir de ahora, si estás en una relación de pareja tóxica, no digas que tienes dependencia emocional, sino adicción emocional. Ese sería el término correcto.

4. **Coadicción emocional.** Vínculo negativo entre dos adictos emocionales. El ejemplo clásico es la mujer enganchada a un hombre con problemas como el alcoholismo. Ella quiere rescatarlo de esa mala vida y él la necesita para mantenerse económica y afectivamente.

Mitos sobre el amor romántico

Un mito es una idea (errónea o no) que se tiene sobre algo. Estas creencias están basadas en experiencias personales, opiniones transmitidas por nuestros padres, por la gente que nos rodea, por las películas que vemos, por la sociedad y la cultura en las que nos desarrollamos. Todas las adictas emocionales comparten mitos sobre el amor, creencias, en este caso, distorsionadas o tóxicas sobre las relaciones y sobre cómo nos relacionamos en pareja que actúan en ellas de forma inconsciente. Suelen decir frases como las siguientes: «Sin mi chico, la vida no tiene sentido», «El amor todo lo puede», «Quiero encontrar a mi media naranja», «Hay que aguantarlo todo en nombre del amor», aunque vaya en contra de su dignidad, o «Los celos son una prueba de amor». Estas son solo algunas ideas habituales que alimentan y mantienen tu adicción emocional hacia tu gilipollas. Si las racionalizaras y observaras la realidad, te dirías que tu vida sin tu gilipollas sería mejor. No somos medias naranjas de nadie, somos enteras, tenemos jugo por nosotras mismas y no necesitamos tener pareja para rodar. Aguantar cualquier cosa insana queda fuera de cuestión, pero tampoco tú le hagas nada disfuncional a él. Y los celos no son más que una prueba de falta de autoestima.

Si te has identificado con alguno de estos mitos, podrás trabajarlos más adelante. El objetivo en el capítulo 4 es cambiar tus ideas erróneas sobre el amor y las relaciones de pareja y también la autoestima, que comento a continuación.

Baja autoestima

No solo los mitos, también el amor propio influirá mucho en aguantar o no una relación disfuncional. La autoestima es el valor que te das a ti misma, cómo te ves y qué crees que mereces en la vida. Es la piedra angular sobre la que se asienta nuestra salud psicológica a la hora de relacionarnos con los demás y en pareja.

Si tienes buena autoestima, podrás expresar tus deseos o necesidades a tu pareja, ponerle límites de forma clara cuando sea necesario y establecer confianza, comunicación y compromiso con él. Cuando te quieres de verdad, no dejas que nadie te trate mal, estableces relaciones sanas con las personas que te rodean o, de no ser así, cortas, te alejas o comunicas tus necesidades. Una paciente que superó la adicción emocional me dijo: «A mí lo que me atrae es que alguien me trate como una reina, no como una basura».

Si, por el contrario, te quieres poco a ti misma, no te sientes valiosa o merecedora de amor, permitirás que tu pareja te trate mal, te engancharás a un gilipollas que te hará daño, no sabrás poner límites a los abusos de otras personas, con lo que tendrás miedo a relacionarte y aceptarás situaciones intolerables. Los demás te tratarán como tú se lo permitas.

Cómo te hablas a ti misma, cómo te percibes a ti misma, será fundamental para tener o no a tu lado a un hombre que te merezca. Dime con quién andas y te diré cómo tienes tu autoestima.

Otras circunstancias en la adultez

Otra causa de la adicción emocional son las limitaciones que algunas mujeres pueden tener para dejar a sus gilipollas por falta de independencia económica. Muchas veces el maltrato empieza por aquí: tu pareja te dice que dejes de trabajar, tú lo haces para cuidar de la familia y acabas dependiendo de él. De ahí la importancia de que seas libre e independiente respecto al dinero. También puede suceder lo contrario: que tu pareja tenga problemas económicos y que, si se rompe la relación, él se quede en una situación precaria, incluso en la calle. Así que no lo dejas porque te da pena.

Por increíble que parezca, también hay yonquis del amor con una buena autoestima que tuvieron una infancia feliz y sus padres las quisieron, pero han sufrido mucho en sus relaciones y han experimentado situaciones traumáticas, como pillar a su marido en la cama con otra mujer. O vivir la muerte repentina de su pareja, fruto de un accidente o de una enfermedad. En realidad, ninguna mujer está fuera de peligro por lo que se refiere a la adicción emocional.

CONSECUENCIAS DE LA ADICCIÓN EMOCIONAL

Para terminar este primer capítulo, y antes de centrarnos en la tarea final, quiero que evalúes el impacto que tu gilipollas de turno está teniendo en ti y en las diferentes áreas de tu vida. A continuación te presento algunas de las consecuencias que puede provocarte, o que te está provocando ya, la adicción afectiva o emocional.

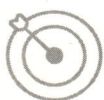

CONSECUENCIAS DE LA ADICCIÓN EMOCIONAL

1. MALGASTAR TU VALIOSO TIEMPO.

2. NO DAR OPORTUNIDADES A HOMBRES SANOS.

3. DESTROZAR TU AMOR PROPIO.

4. PERDER TU IDENTIDAD Y FAVORECER EL AISLAMIENTO SOCIAL.

5. PRODUCIRTE INESTABILIDAD LABORAL.

6. CREARTE INSATISFACCIÓN CRÓNICA EN EL AMOR.

7. DETERIORAR TU SALUD MENTAL Y FÍSICA.

Malgastar tu valioso tiempo

Me duele ver la cantidad de tiempo que pierdes en relaciones tóxicas… ¡EL TIEMPO ES LO ÚNICO QUE NO PODEMOS COMPRAR! Lo malgastas desde que emocionalmente te enganchas a él, estés o no en pareja, hasta que consigues desintoxicarte y superar el duelo traumático tras la ruptura. Perder la salud física y emocional por alguien que te roba tu tesoro más preciado —un tiempo que jamás volverá— es muy grave. Supongamos que llevas dos años de relación. ¿En qué actividades podrías haber invertido esos 730 días, 17.520 horas, 1.051.200 minutos y 63.072.000 segundos? En lugar de perder la energía y destruirte con él, imagina todo lo que podrías haber hecho. El tiempo es tan valioso y preciado que se me ponen los pelos de punta al pensarlo.

No dar oportunidades a hombres sanos

¡Somos 8.000 millones de personas en el planeta! Por probabilidad, seguro que hay hombres que te pueden hacer feliz de forma sana. ¿Tan poco te quieres que mendigas migajas de amor a un gilipollas? Hay casi cuatro mil millones de hombres… Lo has leído bien, repito, ¡casi cuatro mil millones de hombres ahí fuera! Habría que descontar a los casados y a los que están en pareja, pero siguen siendo muchos millones disponibles para ti. ¿Qué creencias autodestructivas tienes para pensar que no te mereces a un hombre que esté enamorado de ti y que te quiera de verdad, y tú a él? Créeme, hay uno de los buenos esperándote. Pero tienes que salir de ese estiércol emocional en el que andas. Cuando pruebas una relación de pareja sana en la que amas y te aman, nunca vuelves a una tóxica.

Una consecuencia de tu adicción emocional es que no tienes un compañero de vida, un hombre que te haga realmente feliz y con el que puedas formar una familia, si es lo que quieres. No te imaginas la de lágrimas derramadas por este tema que he presenciado en terapia con mis pacientes… ¡Llenaría un océano! Es desolador haberlo vivido con ellas. Hay muchas mujeres que no quieren ser madres, pero a las que les gustaría tener una persona con la que formar un equipo a largo plazo. Al final, todos los seres humanos queremos lo mismo, amar y ser amados. Para conseguirlo, primero debes desengancharte de tu droga emocional; segundo, quererte por encima de todo; y tercero, como consecuencia de tu amor propio, encontrarás a un hombre sano que enriquezca tu vida y te quiera de verdad. Pero no, siempre empezamos el proceso al revés: primero me emparejo y luego me quiero. Por eso no funciona ninguna de las relaciones en las que te embarcas.

Destrozar tu amor propio

El amor propio, la valía personal y el autorrespeto se encuentran en mínimos históricos, machacados como consecuencia de tu dañina relación de pareja. La adicción emocional es como un tsunami, lo destroza todo a su paso. Puede que a raíz de la relación con tu gilipollas actual hayas empezado a mantener un diálogo interno muy crítico contigo misma. Por ejemplo, te dices: «Mi pareja me está siendo infiel o no quiere comprometerse porque no soy lo suficientemente guapa». Si empiezas a verte poco atractiva y a cuestionarte tu belleza, a pesar de que antes no te sentías mal con tu aspecto, él también está dañando tu autoimagen, cómo te percibes de forma física y externa.

Nadie tiene derecho a destrozarte por dentro ni por fuera. ¡NO LO PERMITAS! Muchas mujeres han acabado odiándose, sin poder mirarse al espejo, a causa de todo ese maltrato verbal. ¿Te pasa? ¿Te hace comentarios peyorativos sobre tu cuerpo o a tu pareja le encanta tu físico? Muchas veces, la falta de autoestima es previa a la relación. Pero a eso se le suma el agravante de que tu pareja también te critica añadiendo palabras venenosas a tu automachaque. En esos casos, estás recibiendo un doble golpe. ¿Quién te protege?

Perder tu identidad y favorecer el aislamiento social

Si también has abandonado a tus amigos y familiares, tus metas y proyectos personales, tu identidad o tu «yo» ha empezado a difuminarse y tu luz se está apagando. Llegará un día en que no te reconozcas ni sepas ni quién eres. No quedará ni rastro de tu ser. Lo paradójico es que, cuando él te deja (la mayoría de las veces son ellos los que lo hacen), recurres a los amigos y familiares a los que abandonaste y te enfrentaste por defenderle, y ellos te reciben como al hijo pródigo, con los brazos abiertos, porque son los que te quieren de verdad.

Producirte inestabilidad laboral

Las consecuencias de tu mal estado psicológico y físico se reflejan en todas las áreas de tu vida. Tu adicción emocional también ha provocado que baje tu nivel de rendimiento en el trabajo y que seas incapaz de concentrarte en una tarea. Tu jefe o jefa te lo ha notado, y te ha dado un toque. Si sigues así, quizá acabes perdiendo el curro. Si encima es tu propio negocio, puedes estar dando una muy mala imagen y un pésimo ejemplo a tus empleados por tu falta de implicación, o acabar perdiendo clientes por tu poca profesionalidad. ¿Qué más necesitas perder para darte cuenta de que no puedes seguir así?

Crearte insatisfacción crónica en el amor

Las adictas emocionales no suelen estar mucho tiempo sin un hombre. Rápidamente, buscan emparejarse de nuevo o vuelven a suplicar al gilipollas que la dejó para volver con él. Van pasando los años, y al final acabas sola y tienes que empezar de nuevo una y otra vez.

Si no has pasado por un buen proceso de duelo o cierre ni te tomas el tiempo necesario para estar contigo, conocerte y quererte sin pareja, acabarás repitiendo el patrón de perfil de hombre tóxico que te atrae. Te sentirás una fracasada en el amor, pero el problema reside en el tipo de persona que eliges para compartir tu vida. Al seleccionar a tu nueva conquista, haces un pésimo casting. Toda esta peregrinación de tu viacrucis emocional consiste en ir de unas manos equivocadas a otras, sin coger el timón de tu barco. Mirarás tu vida sentimental en retrospectiva y te generará una sensación de insatisfacción crónica, ya que ninguna funciona ni funcionará si eres una adicta emocional.

Deteriorar tu salud mental y física

Por último, tu salud mental puede resentirse por culpa de tu adicción emocional. Estos son solo algunos de los problemas psicológicos que puede acarrearte: padecer una futura depresión; generarte ansiedad lugares que antes no te la provocaban; desarrollar fobia social; vivir estresada y angustiada, sentirte infeliz, desgraciada, vacía y sin rumbo; no conciliar y beber o fumar más. En definitiva, son los pasos adecuados para autodestruirte.

Todas estas secuelas tienes que sentirlas. No quiero que te limites a leer el libro como si de un pasatiempo se tratara. Tienes que conectar con tus emociones y honrar tu sufrimiento para que no sea en vano. Espero que todo ese dolor te sirva de catalizador para coger el empuje que necesitas para decir adiós a tu gilipollas de forma definitiva.

Pon por escrito todas tus historias sentimentales desde que te iniciaste en el fascinante y complejo mundo del amor hasta la actualidad. Sigue el ejemplo de cómo lo redactó Mariana en la siguiente «Tarea en acción» y así podrás ver sobre el papel la realidad con los hombres a lo largo de tu vida.

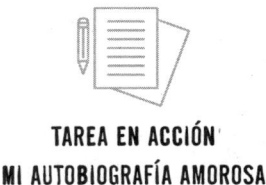

TAREA EN ACCIÓN
MI AUTOBIOGRAFÍA AMOROSA

Anota todas tus relaciones de pareja por orden cronológico, en décadas, y añade al lado la edad que tenías cuando las viviste.

También me gustaría que te planteases qué rol tuviste en la relación, el papel que desempeñó él y quién rompió (para que veas si te quedas enganchada o eres tú la que lo dejas). Reflexiona también sobre los aprendizajes que extrajiste de esa relación de pareja o etapa. Es importante analizar qué hemos vivido, para no seguir cometiendo los errores del pasado.

Para que te sirva como guía, te sugiero el ejemplo de la historia de relaciones de pareja de MARIANA, mujer de treinta y cinco años. En la actualidad, vive en Barcelona.

Autobiografía amorosa de Mariana

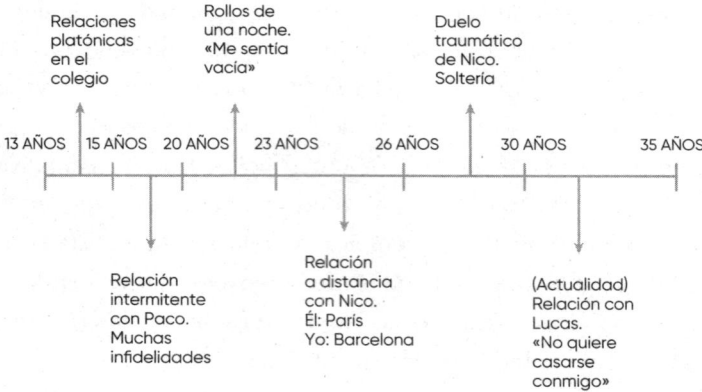

De los diez a los veinte años

10-15 años. Viví las típicas tonterías con los chicos del colegio. Ellos me preguntaban si quería ser su novia y yo decía que sí a la mayoría de los que me lo pedían. Pero no había besos ni comunicación entre nosotros. Como máximo, duraba una semana con cada uno. Algunos me dejaban cartitas de amor en el pupitre.

15-20 años. Relación intermitente con Paco.

- **Mi rol:** sumisa e ingenua. Me tragaba todas sus mentiras cuando me era infiel.
- **Su rol:** manipulador e infiel.
- **Quién lo dejó y por qué:** Paco, porque encontró a otra tonta a la que ponerle los cuernos.
- **Aprendizajes:**
  - Los infieles no cambian.
  - No debería haber permitido tantas mentiras.
  - El primer mes, cuando ya supe que me había sido infiel, tendría que haberlo dejado.
  - Hubo muchas rupturas y periodos en que no estábamos juntos. No tendría que haberme dejado convencer para volver a estar juntos.
  - Perdí cinco años de mi vida, y me arrepiento.
  - Quien me quiere de verdad no me hace esto. Paco solo se quería a sí mismo.
  - Era un psicópata mentiroso conmigo y un auténtico gilipollas. Además, sigue igual.

De los veinte a los treinta años

20-23 años. Muchos rollos de una noche.

- **Mi rol:** parecía una desesperada, accedía a ir a casa de un tío, aunque me llamara borracho a las tres de la mañana.
- **Sus roles:** gilipollas inmaduros que me instrumentalizaban para tener sexo y no me volvían a llamar hasta el fin de semana siguiente, de nuevo de madrugada, para volver a utilizarme.

- **Quién lo dejó y por qué:** ellos, no me volvían a llamar después del sexo.
- **Aprendizajes:**
  - Me sentía vacía y sola. No volver a coger el teléfono a un hombre de noche.
  - Me merezco más que una llamada «caliente».
  - Ni siquiera me apetecía ir a tener sexo con ellos en su casa de madrugada, solo lo hacía por conseguir un poco de cariño.
  - No vuelvo a ser un felpudo para los hombres.
  - No acceder a la presión de tener sexo sin preservativo, ya que puedo quedarme embarazada o coger una enfermedad de transmisión sexual.
  - En realidad, lo que yo quería era una relación de pareja con alguien que me quisiera de verdad. Tendría que haber bloqueado el teléfono de esos gilipollas.
  - Si un hombre no está disponible para mí, no pensar que, con el tiempo, caerá rendido a mis pies.
  - Por borracha que esté, no voy a mandar mensajes de exaltación del amor al gilipollas de turno con el que esté en ese momento.

23-26 años. Relación a distancia con Nico. Lo conocí mientras estudiaba un máster en París, y fue amor a primera vista. Estuvimos un año viviendo juntos en la Ciudad del Amor, y otro año y medio a distancia. Él siguió viviendo en París y yo volví a Barcelona al terminar el máster.

- **Mi rol:** sumisa de nuevo, encantadora y novia perfecta.
- **Su rol:** narcisista, solo pensaba en él.

- **Quién lo dejó y por qué:** Nico, porque se lio con su compañera de trabajo.
- **Aprendizajes:**
  - No debo irme a vivir con un hombre a los quince días de conocerlo, aunque eso implique ahorrarme la mitad del alquiler del piso.
  - Tengo que transmitirle mis opiniones y preferencias, no permitir que siempre se vea la película que él quiera en el cine o que en un restaurante elija lo que vamos a comer.
  - Es preferible vivir en la misma ciudad.
  - Una relación a distancia como la que nosotros teníamos no funciona. Había cosas de él que no me gustaban, pero aguantaba con tal de no estar sola.
  - Debí dejar la relación antes de marcharme de París. Año y medio después de irme, me engañó con una compañera de trabajo.
  - No debí ir a verlo a París. Él no cogió ni un vuelo para venir a verme a Barcelona.

26-30 años. Duelo posruptura con Nico y soltería.

- **Aprendizajes:**
  - Estuve muy mal tras la ruptura con Nico. Tardé cuatro años en olvidarlo. Creo que lo tenía idealizado, al igual que la etapa en París.
  - No comparar con Nico a todos los hombres con los que intenté tener citas en esa época.
  - Debí haber ido a terapia. Se me juntó la muerte de mi padre, que ha sido lo más doloroso que he vivido nunca.
  - No hay que seguir el tonteo a un ex. No tenía que haber-

me acostado con él cuando vino a Barcelona por un tema laboral, pues tenía novia, su compañera de trabajo, por la que me había dejado. Creo que nos utilizaba a las dos.

De los treinta a los treinta y cinco años

30-35 años. Relación con Lucas.

- **Mi rol:** sumisa (¡OTRA VEZ!), exigente. Le suplico que me pida matrimonio tras cinco años de relación.
- **Su rol:** dominante y evitativo.
- **Quién lo dejó y por qué:** seguimos juntos, pero no sé qué va a pasar con nuestra relación.
- **Aprendizajes:**
  - No debo presionar a un hombre para que se case conmigo.
  - No debo exigirle un compromiso si no sale de él.
  - Si después de cinco años conmigo un hombre todavía no sabe si quiere casarse, me debería plantear seguir con él.
  - Debería tener las mismas ganas de casarse que yo.
  - Le preguntaré, calmada, por qué no quiere, para entender qué le pasa.

Una vez que hayas escrito tu biografía amorosa, quiero que, por último, contestes a las siguientes preguntas:

1. ¿Repites patrones tóxicos en tus relaciones sentimentales?
2. ¿Aprendes de las relaciones de tu pasado o vuelves a aguantar comportamientos tóxicos con cada nuevo gilipollas?

3. ¿Sueles cortar tú las relaciones o es más probable que te dejen a ti?
4. ¿Te has sentido amada y aceptada en tus relaciones de pareja?
5. ¿Sabes qué tipo de relación de pareja quieres?
6. ¿Consigues lo que quieres de los hombres que pasan por tu vida?
7. ¿Qué buscas en un hombre?
8. ¿Te has querido y respetado? ¿Cuál es tu nivel de autoestima ahora?
9. ¿Crees que haces un buen casting al escoger pareja?
10. ¿Cómo te han hecho sentir los hombres de tu pasado amoroso?
11. ¿Cómo te imaginas tu futuro sentimental?
12. ¿Qué lecciones extraes de este ejercicio?

2

ADICTAS EMOCIONALES

Como hemos visto en el capítulo anterior, la adicción emocional es un patrón psicológico que implica la vivencia de las relaciones de pareja con un miedo irracional, ansiedad permanente y gran malestar frente a la ruptura. Las adictas tienen una falta de autocontrol de los impulsos, necesidad insaciable de querer estar con alguien a cualquier precio e incapacidad de cortar los vínculos emocionales que le unen al gilipollas, por tóxica que sea la relación con él.

Para satisfacer su necesidad de cariño, afecto y atención por parte de su gilipollas, la adicta emocional tiene conductas o comportamientos desproporcionados, disfuncionales o inapropiados. Además, existe una gran desigualdad de roles en la relación de pareja. Por lo general, el gilipollas suele ser el dominante, y la adicta emocional, la obediente, aunque no siempre es así en todos los perfiles, como veremos en este capítulo. El común denominador es la falta de autoestima en las relaciones de pareja, hasta el punto de que ellas dejan su bienestar y salud mental a merced del gilipollas. Si no se trabaja para revertir esta situación, el patrón de la adicción emocional se repetirá no solo con la pareja sentimental, sino también con familiares, amigos o en relaciones laborales, con jefes o compañeros de trabajo.

En algunos casos, las adictas desarrollan comportamientos tóxicos que les impiden mantener relaciones de pareja sanas. Es muy importante que lo tengas en cuenta, ya que hay tres variables que debes considerar: tú, tu pareja y la relación entre vosotros, con sus diferentes combinaciones. La adicta emocional puedes ser tú, y acabar en una relación con un hombre sano o con un gilipollas, aunque lo más probable es que sea con el último. Para sanar tu adicción emocional, y antes de analizar en el capítulo siguiente los perfiles de los gilipollas más habituales, tienes que analizar en profundidad tus patrones en pareja, cómo eres y cómo te comportas. Debes conocerte y trabajarte para no caer en conductas o perfiles tóxicos que puedan perjudicaros a ambos.

Cuando empecé a estudiar el perfil de las adictas emocionales en los manuales de psicología, solo se mencionaba el típico ejemplo de la adicta sumisa. Por mi parte, veía a cientos de mujeres en consulta con perfiles muy diferentes y con una sintomatología distinta. Todas eran víctimas de la adicción emocional hacia su pareja tóxica o hacia un gilipollas cualquiera. Sin embargo, no me cuadraba lo que leía en los libros del perfil único de la adicta emocional con lo que vivía a diario en terapia. Entonces me planteé la siguiente pregunta: «¿QUÉ TIPOS DE ADICTAS EMOCIONALES HAY?».

Durante años he diseñado estos perfiles, diez patrones de mujeres con adicción emocional que no encontrarás en ningún libro o manual de psicología. Son fruto de la experiencia como psicóloga y de la investigación sobre el tema.

Cuando una adicta emocional empieza terapia conmigo, en la fase inicial del tratamiento le entrego un manual sobre la adicción emocional junto a estos diez perfiles y sus correspondientes características. Juntas, vamos creando el suyo, como podrás hacer tú al final de este capítulo. Es muy importante que conozcas las características de cada adicta para trabajarlas según tu adicción emocional.

Lee con atención las características de cada perfil. Al final del capítulo tendrás que hacer un ejercicio práctico, la «Tarea en acción», en este caso, «La rueda adicta». Así verás el perfil completo y personalizado para ti.

A continuación, te presento los diez perfiles de adictas emocionales más frecuentes:

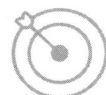

LOS DIEZ PERFILES DE ADICTAS EMOCIONALES

1. LA GEISHA SUMISA.

2. LA TRIUNFADORA VIP.

3. LA NIÑA-ADOLESCENTE.

4. LA PRINCESA DE LOS CUENTOS.

5. LA ASFIXIANTE.

6. LA «ENAMORADICTA».

7. LA HEROINÓMANA FELPUDO.

8. LA ENFERMERA SALVADORA.

9. LA LEONA AGRESIVA.

10. LA INSACIABLE AMAZONA.

El orden es aleatorio porque todas son igual de yonquis emocionales. En cada perfil habrá tres apartados:

1. Características.
2. Una historia en el «confesionario», donde expongo el caso de una mujer con adicción emocional. En cada una haré mis comentarios (están escritos en color rosa) —como si fueran subtítulos o una traducción de la realidad— para remarcar las ideas que quiero transmitir o lo que pienso sobre ese caso.
3. «La Dama de Hierro dice: "¡Tengo una pregunta extra para ti!"». En este apartado me gustaría saber qué hubieras hecho en la situación de la adicta emocional de ese caso.

LA GEISHA SUMISA

En agosto de 2019 viajé durante un mes por mi país favorito, Japón. Una noche salimos a cenar y me crucé con una geisha que iba andando a la velocidad de la luz. Cuando pasó, dejó tras de sí el sonido de unos cascabeles que llevaba colocados estratégicamente en la cabeza. Me pareció una muñeca dulce y delicada, enfundada en su kimono de seda, rodeada de un aura de misterio, sofisticación y sensualidad. La miré fascinada hasta que desapareció. Con esta experiencia me di cuenta de que la geisha promueve el estereotipo de mujer sumisa que tantas veces me he encontrado en terapia. Desde el imaginario colectivo, su figura representa servidumbre, complacencia, obediencia, docilidad y sumisión.

Algunas de las mujeres que acuden a terapia son auténticas geishas sumisas en pleno siglo XXI. Estas son las características del perfil más clásico de una adicta emocional.

Características de la geisha sumisa

Si eres sumisa en tu relación de pareja, perteneces a este perfil. Sueles conformarte con lo poco que te da tu gilipollas actual y, además, lo sufres en silencio. Necesitas aceptación, agradar, y te desvives por los otros en vez de guardar esa valiosa energía para ti. Al buscar esa aprobación externa, evitas los conflictos, aunque eso suponga aceptar situaciones intolerables, como el abuso emocional o físico por parte de tu gilipollas, y acabas una y otra vez en relaciones injustas, no recíprocas y poco simétricas.

Esto se puede extender a otros ámbitos de tu vida, como el social, el familiar o el laboral. Tú das el cien por cien, pero jamás lo recibes. Por ejemplo, te pasas horas al teléfono aguantando los problemas ajenos, pero cuando te toca hablar de los tuyos, nunca tienen tiempo para escucharte y cuelgan rápido dándote excusas infumables. Algunas de tus amigas te han decepcionado o traicionado. Suelen decirte que eres muy buena persona, adorable incluso, pero porque te tragas la basura del resto. Sin embargo, no lo haces tanto por altruismo, sino por recibir la aprobación de quienes te rodean, ya que vives preocupada por tu imagen y por lo que pensarán de ti, es decir, dependes de la validación externa. También buscas la aceptación de tu pareja. Cuando tienes una relación no la vives de una forma tranquila y natural, sino que te invade una sensación de angustia, de miedo al rechazo y al abandono, todas ellas características de las adictas emocionales.

Si tu chico quiere irse con sus amigos y cancela vuestro plan a última hora, no dices nada, pero te quedas colgada en casa. Y lo aceptas con tal de que no se enfade. En situaciones más extremas, has llegado a enfrentarte a tu familia, amigos y personas de tu entorno que te dicen que tu supuesto amor abusa de ti, pero tú lo defiendes con uñas y dientes. Incluso, te distancias de ellos.

Sueles enganchar una relación tóxica con otra debido a tu baja autoestima. La mayoría son psicópatas narcisistas, ya que la sumisión de la geisha la convierte en una presa fácil para ellos. Tu pareja, o lo que sea, controla tu mente, te engaña o te manipula hasta hacerte dudar de ti. Un ejemplo habitual sería cuando sospechas que te está siendo infiel porque has encontrado pruebas, se lo dices y él te hace creer que estás loca y te confunde hasta que acabas pidiéndole perdón. Las técnicas de abuso psicológico que utilizan los hombres tóxicos las veremos al principio del capítulo 3. Ahora quiero que leas con atención los siguientes diez puntos clave del perfil de la geisha sumisa.

¿Te identificas con este perfil? Marca una ✕ junto a cada afirmación que te represente respecto a tu relación de pareja:

- ☐ Tienes comportamientos sumisos.
- ☐ Buscas la aceptación de los demás.
- ☐ Evitas los conflictos.
- ☐ Tienes miedo al abandono.
- ☐ Te has enfrentado a tu familia y amigos.
- ☐ Tienes baja autoestima.
- ☐ Vives las relaciones sentimentales con ansiedad.
- ☐ Eres la que más das en las relaciones.
- ☐ No sabes poner límites.
- ☐ Aguantarías lo que fuera con tal de que él no te rechazase.

CONFESIONARIO DE UNA ADICTA EMOCIONAL
LA HISTORIA DE SOFÍA

Conocí a Sofía en clase de yoga. Suelo ir muy pronto los viernes por la mañana. Poco a poco, entre un asana y otro, fuimos tejiendo una bonita amistad. Sofi es una mujer adorable que habla muy bajito, como si te susurrara. Es complaciente, introvertida, tranquila y pacífica, de estas personas que, por su fragilidad y dulzura, te entran ganas de proteger en cuanto la conoces. Al salir de clase, solemos ir juntas a desayunar a un café japonés, mientras nos ponemos al día de nuestras respectivas vidas delante de un delicioso té matcha.

Una mañana me llamó hecha polvo y me dijo que no podía ir a yoga porque estaba destrozada. Quedamos y me dijo, sin anestesia: «He pillado a Dylan con otra en la cama», y rompió a llorar desconsolada. Llevaban cinco años como pareja, vivían juntos y tenían planes de boda. El día anterior le habían adelantado a Sofi un vuelo de trabajo y regresó a Madrid antes de lo previsto. No le dijo nada a su pareja porque quería darle una sorpresa. Pero la sorpresa se la llevó ella. Llegó a casa y se encontró a Dylan en la cama con su compañera de tenis. Fue tal el shock que no supo cómo reaccionar. Salió llorando y se fue a casa de su madre.

Mientras me lo contaba, averigüé más sobre la relación de desigualdad que existía entre ambos. Sofi me confesó que a menudo era sumisa y complaciente, y que no sabía poner límites a sus parejas. Por ejemplo, muchos fines de semana Dylan llegaba borracho pasadas las seis de la mañana. Sofi le esperaba toda la noche despierta, pero cuando él llegaba no le preguntaba nada. En algu-na ocasión, si habían quedado para ir a cenar a un restaurante, ella lo esperaba en casa, arreglada y maquillada, pero poco antes él la llamaba y le decía que no podía ir porque debía seguir trabajando, ¡un viernes a las once de la noche! Sofi se desmaquillaba sin recri-minarle su actitud y se metía en la cama llorando en silencio. ¡MA-DRE DEL AMOR HERMOSO, CUÁNTA INGENUIDAD! ¡No me digas que el tema no huele a chamusquina, no hay quien se lo trague! Dylan era cada vez más tirano con ella, y Sofi, más geisha sumisa, pues quería evitar el conflicto a cualquier precio. Tenía tanto miedo de que la abandonase —como hizo su padre con su madre y con ella—, que se callaba y permitía que Dylan la tratase como quisiera.

A raíz de este suceso me pidió iniciar terapia psicológica, y hace ya dos meses empezó en la clínica con una psicóloga de mi equipo. Pronto salió a la luz el patrón de conducta de geisha sumisa que Sofi había heredado de su madre. No había sido un buen ejem-plo para su hija, ya que permitió las infidelidades reincidentes de su marido durante años. En la actualidad, Sofi está trabajando en su autoestima y adicción emocional, además de en el proceso de desenganche de Dylan. Aunque es difícil, no ha recaído.

Cada día es más consciente de todo lo que no debería haber permitido. Está aprendiendo a decir lo que piensa y a poner lími-tes a los demás. Esta parte es clave en el tratamiento de desintoxi-cación de una geisha sumisa: saber decir NO y no sentirse culpable por ello.

Por suerte, ahora tiene claro que puede cambiar, quiere salir de su adicción emocional de una vez por todas y sigue trabajando en ello.

LA DAMA DE HIERRO DICE:
«¡TENGO UNA PREGUNTA EXTRA PARA TI!»

MI QUERIDA YONQUI DEL AMOR, ¿qué hubieras hecho en este caso?

a) Sigues con Dylan. Con amor y paciencia, seguro que cambiará. Para ello, incrementas los servicios que ofreces como geisha: le preparas cenas como si fueras una chef Michelin, cada noche le masajeas los pies y te ríes de los chistes (malos) de Jaimito que te cuenta.

b) Le perdonas la infidelidad. Piensas que, aunque Dylan y su compañera de tenis estaban juntos en la cama, ¡no era lo que parecía, pobrecito! Quizá solo se estaban dando masajes, como hermanos. ¡Lara, qué radical eres, todo el mundo se equivoca!

c) Decides ir a terapia psicológica para trabajar tu adicción emocional y darle una buena patada en el trasero al gilipollas de Dylan.

Espero que hayas elegido la respuesta C. Lo de la patada era en sentido metafórico… No quiero que se la des, aunque te mueras de ganas. Las afirmaciones A y B también son reales (¡increíble, pero cierto!). Es lo que me han llegado a decir en terapia algunas de las adictas emocionales para justificar a sus gilipollas y seguir con ellos. ¡ES EL FESTIVAL DEL AUTOENGAÑO A LA ENÉSIMA POTENCIA!

LA TRIUNFADORA VIP

Un gran mito es que una adicta emocional siempre es una mujer desvalida, desamparada e indefensa que no puede mantenerse a nivel económico. Sin embargo, la imagen externa de la triunfadora vip es la de una mujer independiente y segura de sí misma que va por la vida pisando fuerte. Es luchadora, tiene éxito y parece que no necesite a un hombre para valerse por sí misma y brillar. Una triunfadora vip es capaz de montar un imperio empresarial o recorrer Latinoamérica sola en moto. No la para nadie. Pero esta fachada solo es una parte de su personalidad, ya que también tiene un lado oculto: es adicta a un hombre.

A diferencia de otras adictas, a esta triunfadora no le vale cualquiera. Tiene que ser un tiburón en lo suyo, un auténtico ganador. Ella puede pasar épocas sin pareja, pero si encuentra a su macho alfa se vuelve dócil y se convierte en una yonqui más. Emocionalmente, lo necesita más que el aire. Aunque la triunfadora vip es un perfil que pasa desapercibido a un ojo no experto, se puede identificar por su patrón de adicción emocional al comportarse en pareja.

Características de la triunfadora vip

Si tienes éxito en el ámbito laboral y una gran solvencia económica, si además no dependes de un hombre para pagar las facturas ni mantener tu estilo de vida, puedes caer en este perfil. Eres ambiciosa, te gusta el dinero y el poder, quieres ir a más en la vida (a todos los niveles), pero cuando tienes un hombre al lado, se convierte en el centro de tu mundo. Nada te importa más que él, y le das todo el protagonismo y la exclusividad, lo que hace que te olvides de otras áreas de tu vida. Tienes la autoestima dividida: alta en los negocios, pero baja en el amor. También sueles polarizarte: te muestras dominante y posesiva con tu pareja, pero si se niega a hacer algo que le pides, al final lo aceptas. Antes de hacerlo, das guerra, pero acabarás por rendirte.

Eres una francotiradora precisa, una mujer selectiva. Eliges con cuidado al hombre con el que sales o te emparejas. Tiene que ser un triunfador, no te sirve cualquiera. Del mismo modo, seleccionas a tus amistades, no te prodigas con todo el mundo como hacen otros perfiles de adictas. Solo te abres a tus escogidos o personas vip. Eres capaz de manejar un equipo en la empresa que diriges o donde trabajas, pero cuando encuentras a tu lobo de Wall Street crees que te ha tocado la lotería, y él hace contigo lo que le da la gana. ¡Te maneja a su antojo!

Pareces un péndulo: no sueles tener un término medio, vas de un extremo al otro. Con tu pareja actúas como si fueras una yonqui del amor, pero, al margen de tus amigos o familiares, quizá los demás te vean como una prepotente. La imagen que das a tus seres queridos no se parece en nada a la que reflejas con el resto de las personas que conoces. Tus compañeros de trabajo podrían describirte como una mujer fría, peleona, antipática, distante, poco amigable o con mal carácter. Sin embargo, con la gente que te cae bien muestras tu lado más amable. Además, te gusta rodearte de personas sumisas que puedas dominar. A diferencia de la geisha sumisa, no deseas agradar a los demás ni te importa su opinión. Solo valoras lo que piensan de ti tu pareja y la gente que te quiere.

Como buena adicta emocional, el rasgo que compartes con los otros nueve perfiles es que no te gusta estar sola y que sueles establecer relaciones interesadas con hombres de transición, los que vienen después de la ruptura de una relación con un gilipollas vip, aunque ellos no te importan lo más mínimo. Sabes que con estos hombres puente no llegarás a nada, pero te entretienes con ellos hasta que aparezca tu siguiente presa.

¿Te identificas con este perfil? Marca una × junto a cada afirmación que te represente respecto a tu relación de pareja:

- ☐ Eliges con cuidado a tu gilipollas vip.
- ☐ Solo te importa la opinión de tus seres queridos.
- ☐ Tienes éxito en el ámbito laboral.
- ☐ Te mantienes económicamente.
- ☐ Temes que tu pareja te abandone.
- ☐ Tienes la autoestima alta en algunas áreas de tu vida, pero no en la pareja.
- ☐ Sueles enganchar un hombre tras otro, sin descanso.
- ☐ Seleccionas bien a tus amigos.
- ☐ Eres ambiciosa.
- ☐ Algunas personas te tildarían de fría y prepotente.

CONFESIONARIO DE UNA ADICTA EMOCIONAL
LA HISTORIA DE JENNIFER LOPEZ

Me gustaría contaros lo que dijo en una entrevista la famosa cantante estadounidense Jennifer Lopez. Emocionalmente, nunca se había abierto tanto, pero en ese momento quiso narrar la tormentosa vida sentimental que había tenido con su larga lista de conquistas.

JLo comentó que siempre había encadenado relaciones tóxicas por su falta de amor propio. Sin un hombre, se sentía vacía y sola. Pensaba que se amaba, pero en el fondo no era así. Además, se machacaba porque creía que no era suficiente para el hombre con el que estaba. Muchos acabaron engañándola. También dijo que no lograba perdonarse el fin de su matrimonio con Marc Anthony, padre de sus dos hijos. Se había sentido una auténtica fracasada e inepta emocional por no ser capaz de hacer durar sus relaciones de pareja.

La diva del Bronx se sinceró al reconocer que no dejaba tiempo entre un hombre y otro. En realidad, no sé si ha interiorizado este aprendizaje… Al poco tiempo de cortar con Alex Rodriguez (creo que se cansó de cantarle eso de «el anillo pa' cuándo»), se casó con su exnovio, Ben Affleck. El 17 de julio de 2022 se dieron el «sí quiero», veinte años después de comprometerse por primera vez. Así es ella: si no encuentra a uno nuevo, tira de su «churrilista» del pasado. ¡Esto sí que es reciclaje emocional profesional!

Hace tiempo escribí un artículo en el blog de mi página web que titulé «El síndrome JLo». Quizá te pareciera una diosa, una mujer con éxito, poderosa y multimillonaria que no necesitaba a un hombre para sobrevivir porque podía mantenerse, pero por dentro era una adicta emocional, como puedes serlo tú o cualquier otra mujer. JLo se sentía pequeña, perdida, sola y muy vacía sin un hombre a su lado, como a lo mejor te ocurre a ti. Al igual que le pasó a Jennifer, desde esa falta de autoestima solo te engancharás a hombres que te traten mal porque, en el fondo, es lo que crees que te mereces. Aguantarás todo lo que te haga porque pensarás que, «sin él, no eres nada».

MI QUERIDA YONQUI DEL AMOR, ¿qué hubieras hecho en este caso?

a) Seguir casada con Marc Anthony. Para gustos, colores. ¡Ah!, y ponerte a flirtear con el monitor de crossfit.

b) Casarte con Ben Affleck y seguir juntos mientras la relación sea sana y recíproca.

c) Seguir cantando a Alex Rodriguez eso de «el anillo pa' cuándo» hasta quedarte afónica. O comprarte tú el anillo de compromiso, al estilo Paris Hilton. ¡Tú te lo guisas, tú te lo comes!

Me imagino que has escogido la respuesta B, aunque no sé cuánto durarán… Mientras sean felices, que disfruten (esperemos que por mucho tiempo).

LA NIÑA-ADOLESCENTE

Hay mujeres que se han quedado atascadas en una etapa evolutiva anterior a la que le corresponde por edad. No hicieron una transición sana y natural de niñas a adultas, y por eso siguen ancladas en la infancia o en la adolescencia. Les falta madurez e independencia emocional. Así que sus parejas acaban tomando el rol de padres o hermanos mayores, y dirigen sus vidas y emociones.

Características de la niña-adolescente

Como indica el nombre del perfil, tomas el papel de niña o adolescente en tu relación de pareja y te comportas como una persona indefensa y desvalida. Tienes una mente infantil y te sientes atrapada en el cuerpo de una adulta, además de que tampoco sabes cómo mantenerte a nivel económico. Tu compañero de vida parece tu papá, pues establece las normas y te regaña. Le pides permiso para todo, no sabes tomar decisiones y necesitas su aprobación. De hecho, si opina lo contrario que tú, al final desechas tu propia idea. Existe un rango de categorías y roles asimétricos entre vosotros: parecéis padre-hija o jefe-empleada. Tú eres la sumisa y él, el dominante.

Temes quedarte sola o dormir sin él en casa por miedo a que te pase algo. Te sientes pequeña y desamparada cuando estás sin tu papá-pareja. El origen de este tipo de perfil suele estar en que tus padres te tratan como si siguieras siendo una niña, o en que tus amigos intentan protegerte o no te toman en serio. Tu chico es tu sustento emocional, la base de tu existencia. Sin él, estás convencida de que no podrías sobrevivir, ya que cubre todas las necesidades que tú, como adulta, no sabes darte. Prefieres morir a estar sola o sin él. Además, te limitas en todos los niveles de tu vida, ya que tu novio suele hacer la mayoría de las tareas logísticas de la casa, gestiona vuestros planes, paga las facturas, hace la compra y organiza las vacaciones.

Como para tu inconsciente él se comporta como un padre/

hermano/amigo, no eres capaz de erotizarlo y no sueles tener muchas relaciones sexuales con tu pareja. Entre vosotros hay poca o nula pasión, también por parte de él hacia ti. Parecéis compañeros de piso.

Por otro lado, tienes comportamientos infantiles y aniñados que no son propios de una mujer adulta. Puedes convertirte en una adolescente rebelde y hacer lo que no debes. Después, él te reprende. Tampoco tienes aficiones propias, lo que provoca que carezcas de espacio para ti y que cada vez te sientas más atrapada en ese dúo sentimental.

Como cualquier niña o adolescente, no sueles preocuparte por el bienestar de los demás. Los hombres que te gustan tienen un perfil cuidador y buscas a aquellos que se centren en tus necesidades, así que sueles acabar con gilipollas como el príncipe desteñido o el mamitis, por ejemplo. Lo veremos al final del capítulo 3, al hablar de la combinación de los perfiles de adictas emocionales con los gilipollas.

¿Te identificas con este perfil? Marca una × junto a cada afirmación que te represente respecto a tu relación de pareja:

- ☐ No sabes mantenerte económicamente.
- ☐ Tú eres la niña en la relación y él, el adulto.
- ☐ Necesitas la aprobación externa para hacerlo todo.
- ☐ Temes emprender tareas o realizar actividades sola.
- ☐ Tus padres o amigos te tratan como si fueras una niña.
- ☐ Apenas tenéis relaciones sexuales.
- ☐ No tienes aficiones propias.
- ☐ Tu pareja se encarga de la logística.

☐ Tienes comportamientos infantiles impropios de tu edad.

☐ Te gusta que tu chico te cuide.

CONFESIONARIO DE UNA ADICTA EMOCIONAL
LA HISTORIA DE SARA

Un día abrí mi cuenta de email y había recibido este mensaje:

Hola, Lara, me llamo Sara. Hace tiempo que te sigo por las redes sociales. Hasta ahora no me había atrevido a escribirte porque me daba vergüenza. Tengo cuarenta años. Llevo veinte de relación con Leo. Nos casamos hace cinco años, pero la última vez que tuvimos relaciones fue en la luna de miel. La semana pasada mi marido me dijo que ya no aguanta más, que tengo la «mente de una niña en un cuerpo de mujer», que se está planteando dejarme, pero que le doy mucha pena porque no sabe qué será de mí sin él. Tengo un trabajo de cuatro horas que no me da para vivir.

Leo pasa mucho tiempo con sus padres y yo me quedo sola en casa. Su familia no me cae bien, no tengo nada en común con esa gente, pero para mí no es un problema. Tampoco mantenemos relaciones sexuales, pero pensé que era normal después de tantos años juntos. Me da un poco de vergüenza y asco tener intimidad con mi marido, es como si me tocara alguien de mi familia; parece mi padre, a pesar de que tenemos la misma edad, pero la parte buena es que noto que me cuida. Suelo dormir con ositos de peluche porque me siento más protegida. A veces, como no cabemos todos en la cama, Leo se va a dormir al sofá del salón. De vez en cuando me disfrazo de la muñeca Hello Kitty para estar por casa. El disfraz me lo regalaron mis amigas por mi cumpleaños. Todas están solteras, aunque no entiendo por qué.

Cuando Leo y yo vamos al supermercado, le pido que me compre chuches (¡Hija, tanta gominola te provocará caries!), patatas y palomitas. Me dice que elija una de las tres cosas que es malo para mi salud, pero le hago pucheros y al final acaba metiendo en el carro todo lo que quiero. Siento que no me acepta tal como soy. No creo que sea para tanto, supongo que no quiere dejarme por estas cosas... ¡Nadie es perfecto!

Sara me pidió empezar terapia hace unas semanas. Poco después se dio cuenta de que tenía conductas tóxicas hacia Leo. Reconocía que él era muy amable, paciente y cariñoso y que la intentaba cuidar. Antes de centrarnos en la adicción emocional, hemos comenzado a trabajar los siguientes puntos clave: mantenerse a nivel económico y reducir/eliminar las conductas infantiles impropias de su edad. Hasta ahora, Leo se había encargado de todas las tareas de la casa y de la logística diaria. Por primera vez en su vida, Sara se ha abierto una cuenta corriente, ha empezado a pagar las facturas del hogar y a hacer sola la compra semanal en el supermercado. Además, ha duplicado su jornada laboral de cuatro a ocho horas diarias en la tienda de ropa donde trabaja. Antes no llegaba a fin de mes si no era por Leo, pero ahora su sueldo le permite mantenerse, sin grandes lujos, pero es autónoma económicamente. También ha empezado a cuidarse: sigue una dieta sana, compra en función de esta y ha reducido el tiempo que dedicaba a ver manga japonés o series de dibujos animados, lo cual le permite sentarse con Leo a ver películas que les gusten a los dos.

MI QUERIDA YONQUI DEL AMOR, ¿qué hubieras hecho en este caso?

a) Escribir un email para empezar terapia psicológica y trabajar el paso de la dependencia vertical hacia Leo (como si fuera tu padre) a una dependencia horizontal o interdependencia, donde cada uno se desarrolle de forma individual además de conjunta, en pareja.

b) Comprarte más disfraces, todo lo que pilles por internet, y ¡ponerte uno nuevo cada semana para estar por casa!

c) Seguir durmiendo cada noche abrazada a un peluche, pero solo a los grandes, para que tu pareja vea el avance en tu madurez. Los demás los dejas en el estante de delante de la cama para que los muñecos te miren mientras duermes. ¡Así te sientes protegida!

Espero que hayas elegido sin dudar la alternativa A.

LA PRINCESA DE LOS CUENTOS

Varias generaciones de mujeres han crecido viendo películas de princesas, fantaseando con ellas. Como consecuencia, se han generado ideas del amor muy distorsionadas y esperan desesperadamente que las salve un príncipe azul (que destiñe al primer lavado o se convierte en sapo al besarlo).

A causa de estos falsos mitos, en terapia veo mucho drama en las princesas de este siglo. Quiero que compruebes cuánto de este perfil hay dentro de ti.

Características de la princesa de los cuentos

Eres idealista y romántica empedernida en tus relaciones de pareja. Creciste con la referencia de las princesas Disney y te crees una reencarnación de alguna de ellas. Sueñas con que tu apuesto caballero sea alto, guapo, encantador y con mucho pelo. También tiene que ofrecerte protección y seguridad. ¡Quieres ser la envidia de tus amigas! Tú lo vales, y te mereces apuntar alto. Ahora bien, si en lugar de creerte una auténtica princesa piensas que solo eres una doncella, te sentirás frágil y te conformarás con lo primero que pase por tu lado, un príncipe de medio pelo o un gilipollas de cuento.

Las relaciones de pareja que estableces son desequilibradas, basadas en la subordinación y la sumisión. Si él no está disponible para ti, sufres y eso te produce ansiedad. También tienes una necesidad excesiva de aprobación y siempre intentas agradar a tu chico. Además, como buena adicta emocional, tienes pánico a la ruptura.

Sueles descartar rápido a ciertos hombres que pasan por tu vida porque no cumplen con el canon de lo que debería ser tu príncipe azul, un perfil tóxico con el que acabarás emparejándote (aprenderás a identificarlo y a protegerte de él en el siguiente capítulo). Los hombres que conoces al principio parecen príncipes, te lo dan todo, pero luego, poco a poco, se transforman en cucarachas. Casi les tienes que suplicar amor. Algunos cucarachos incluso han osado dejarte… ¡A ti, a la princesa de los cuentos! ¿Cómo se atreven?

En pocas citas, también tú podrías rechazar a un hombre, aunque sea una persona maravillosa que valga la pena conocer. Sueles tener el efecto champán con los hombres con los que quedas: lo conoces, lo idealizas, piensas que es el hombre de tu vida y a las pocas semanas te aburres de él. Lo subes a un pedestal y, rápidamente, lo bajas al barro. Vas perdiendo el interés poco a poco, hasta que acabas dejándolo.

Crees que el amor todo lo puede y que tienes la capacidad de transformar a cualquier hombre. Sientes que eres una mezcla de estas tres princesas: Bella, Cenicienta y Blancanieves. Bella, porque crees que Bestia —o tu gilipollas actual— es un príncipe con disfraz de monstruo y que acabará siendo una buena persona. Cenicienta, porque sigues esperando a que te pongan el zapato —o «el anillo pa' cuándo», que diría JLo—. Y Blancanieves, porque te mueres de ganas de que llegue tu caballero a darte un dulce beso y que te despierte de la pesadilla que has vivido en tus relaciones con otros hombres. Crees que tu príncipe azul compensará todo el sufrimiento que tuviste que pasar con los sapos anteriores, o gilipollas, como diría yo.

Te da miedo acabar como una vieja solterona sentada en una mecedora, viviendo sola con siete gatos, además de no llegar a ser madre. Te aterra la idea de no encontrar a tu principito, y sigues dándole a las aplicaciones de ligoteo, buscándolo con desesperación.

Eres inocente, y se cuelan entre tus sábanas —o en tu vida— gilipollas que solo te hacen daño con falsas promesas, pero crees que son nobles caballeros. ¡Tienes un gran olfato para los hombres! (es irónico, ¿vale?).

¿Te identificas con este perfil? Marca una × junto a cada afirmación que te represente respecto a tu relación de pareja:

- ☐ Tu referente sobre el amor son las películas Disney.
- ☐ Eres una romántica empedernida.
- ☐ Crees que tu príncipe azul compensará todo lo malo que has vivido con los hombres en el pasado.
- ☐ No te conformas con cualquiera. Tu gilipollas caballeresco tiene que ser alto, guapo y con estilo.
- ☐ Quieres casarte y tener hijos, pues ese es el final feliz de los cuentos que te han contado.
- ☐ Utilizas las aplicaciones de citas de manera compulsiva.
- ☐ Temes acabar soltera.
- ☐ No tienes olfato para detectar a un hombre tóxico.
- ☐ Tienes miedo de que tu pareja o ligue te abandone.
- ☐ Estableces relaciones basadas en la sumisión.

¿En cuántas frases te has visto reflejada? Si has marcado cinco o más, hueles a princesa de los cuentos… Como Eva, la siguiente adicta emocional que pasa por el confesionario.

CONFESIONARIO DE UNA ADICTA EMOCIONAL
LA HISTORIA DE EVA

Estaba a punto de despegar mi vuelo Madrid-Shanghái. ¡Nada menos que catorce horas! A mi lado se sentó una mujer de sonrisa muy agradable. No sé cómo empezamos a hablar y ella me dijo, entusiasmada, que iba a hacer turismo por China y que quería aprovechar para visitar Disneyland Shanghái… ¡toda una semana! Su referente en la vida eran las princesas Disney. Le conté que era psicóloga, experta en adicción emocional, y ella comenzó a explicarme su historia. Treinta y nueve años, soltera y sin hijos.

Me comentó que desde pequeña sentía fascinación por los cuentos de hadas. Montaba un cine en el salón de su casa con sus hermanas y lo llamaban «La noche de las princesas». Pero su entusiasmo disnéfilo no acabó ahí. Cuando Eva hizo la primera comunión, insistió tanto a sus padres para ir a conocer a las princesas «reales», que acabó toda la familia en Disneyland París una semana (¡menuda intensidad!). Ella era feliz paseando por Disneyland con la corona de princesa puesta todo el día. Y con treinta y nueve años seguía poniéndosela de vez en cuando por casa.

Eva se describía como una romántica empedernida y moderna princesa de cuento. Hacía un tiempo había empezado a frecuentar al Tenista. Ella creía que estaba enamorada. ¡Esta frase es muy de yonqui del amor, porque Eva lo conocía desde hacía dos semanas! Era un auténtico caballero para Eva, incluso le dijo que quería casarse con ella. Ella le creyó, a pesar de que un hombre que te dice eso a las dos semanas de conocerte tampoco es de fiar o hay que cuestionar su salud mental. Él fue cambiando poco a poco, dejó de llamarla con tanta frecuencia y, al final, desapareció. ¡Se veía venir! Me dijo que estaba desesperada, que ningún hombre quería comprometerse con ella, y que no entendía por qué. ¿En serio?

Le recomendé que se trabajara, que tenía que desmontar todos los mitos de las películas, que nadie la iba a rescatar, y que la vida no es un cuento de hadas. De lo contrario, seguiría repitiendo el patrón de un sapo tras otro. Me dijo que nunca olvidaría nuestra conversación y yo pensé que no volvería a saber de ella.

Cuál fue mi sorpresa cuando, al mes de nuestro encuentro fortuito en el avión, Eva me buscó por internet y empezó terapia. Primero, me centré en la reestructuración de todos los mitos que tenía interiorizados y los cambiamos por ideas más realistas. Las películas Disney le habían generado pensamientos distorsionados sobre el amor. Le hablé del perfil de la princesa de los cuentos y todo lo que implicaba para ella. Hoy disfruta de su soltería, porque el éxito del tratamiento psicológico es ese: sentirte feliz, satisfecha y plena, sin importar si tienes o no pareja.

LA DAMA DE HIERRO DICE:
«¡TENGO UNA PREGUNTA EXTRA PARA TI!»

MI QUERIDA YONQUI DEL AMOR, ¿qué hubieras hecho en este caso?

a) Montar «La noche de las princesas» con tus amigas una vez al mes. Cada una iría disfrazada de princesa y llevaría la corona. En cada sesión, veríais una película Disney.

b) Entender que las princesas solo viven en las pelis, así que pides ayuda a una psicóloga experta en adicción emocional para desintoxicarte de los príncipes desteñidos.

c) Hacer una lista de todos los parques Disney que te quedan por visitar. En cuanto puedas, ponerte la corona y para allá que te vas.

Espero que hayas elegido la B y que no tengas una corona guardada en el armario. ¡Mira que voy y te lo reviso!

LA ASFIXIANTE

Esta adicta tiene tanto miedo a que su pareja la abandone que la controla de forma enfermiza, agobiante y obsesiva. Él siente que se ahoga, que le falta el aire y que le cuesta respirar debido a las altísimas demandas de la asfixiante. Tanta presión por parte de la adicta emocional produce el efecto contrario en el otro. El amor sano es libertad. Si amas, no controlas, y si quieres bien, dejas espacio a tu hombre. El amor no se exige, se da. Lo positivo sería partir de la premisa de que vosotros, como pareja, os escogéis cada día fruto del amor, el respeto y la comunicación que mantenéis, no por presión o imposición del otro.

El lema de este tipo de perfiles sería la famosa canción de Amaral: «Sin ti, no soy nada». En realidad, tendría que ser «Sin ti, lo soy todo» o «Solo si nos tratamos muy bien estaremos juntos. De lo contrario, conmigo y sin ti estoy mejor», pero, claro, esta última frase es muchísimo menos romántica y pegadiza. Y pensar que la cantaba a pleno pulmón hace años… Hasta que empecé a especializarme en adicción emocional y me planteé la letra.

Características de la asfixiante

Te comportas de forma posesiva, obsesiva, dominante y controladora con tu pareja. A él le agobia tu excesivo análisis sobre la relación. Incluso alguna vez ha roto contigo por este tema. Pero, al final, acabáis volviendo. También eres celosa, sientes desconfianza y lo espías en las redes sociales como si trabajaras para la CIA. Si da likes a mujeres que no conoces, le regañas. No le das tregua: si no contesta a tu llamada o a tu wasap en menos de una hora, sientes ansiedad y no cejas en tu empeño hasta dar con su paradero, aunque sea en horario laboral, y cuando consigues hablar con él le recriminas que no te haya contestado al instante.

Vas muy rápido en las relaciones. Te suele gustar el perfil del gilipollas fugitivo: asumes como un reto conseguir a los hombres que no te dan lo que quieres. Le halagas y le hablas de compromiso a largo plazo. En las primeras citas, ya le dices: «Te quiero». Pareces una mujer muy desesperada por cazar a un hombre. Se siente asfixiado por ti en múltiples aspectos, además de la exigencia de respuesta inmediata a tus mensajes con palabras que afirmen su amor. También presionas al hombre con el que compartes tu vida para que se vaya a vivir contigo, os caséis y tengáis hijos. Es como si lo obligases a dar los pasos que a él, *motu proprio*, no le salen.

Vives en el pasado. Comparas a tu novio actual con tus parejas anteriores para motivarlo, para que él te dé más que ellos. Por ejemplo, le dices que tu ex te compraba muchos regalos por San Valentín para que entre en competición y lo supere.

Además de irte al pasado, también piensas en lo que vendrá. Te obsesiona la idea de que tu pareja te será infiel, pero podrías llegar a perdonar un engaño con tal de que no te deje. Estás convencida de que te dejará por otra mejor que tú, o que será más atractiva. Cuando vas por la calle, te comparas con las mujeres que ves, bien sea por su forma de vestir, por su cuerpo o por la cara que tienen. Y casi siempre te ves peor que ellas.

Te encanta el drama. Tienes una actitud muy negativa frente a la vida. Si se te plantea un conflicto, en vez de minimizarlo, te pones a la defensiva y acabáis discutiendo. Cuando esto ocurre, se aleja, le persigues porque te sientes superculpable por haberlo provocado, pero él se distancia aún más y te pide espacio. Esta situación te genera ansiedad, sufrimiento y dolor. No aceptas cómo es la persona con la que estás y piensas (mal) que, con tiempo y paciencia, lo cambiarás. Incluso te quejas a él o a tus amigas de cómo es.

Cuando estás con él en casa, en una cena con amigos o al aire libre, le exiges demostraciones de amor constantes o esperas a estar solos para reprocharle que no ha estado lo suficientemente pendiente de ti. Tampoco le das espacio: no te gusta que quede con sus amigos o familiares, ya que lo quieres solo para ti. Si decide salir, te sientes traicionada, abandonada, rechazada o que no te quiere, y le acabas haciendo chantaje emocional para que no lo vuelva a hacer o consigues que no participe en esos planes.

¿Te identificas con este perfil? Marca una ✕ junto a cada afirmación que te represente respecto a tu relación de pareja:

- ☐ Te comportas de forma controladora y asfixiante.
- ☐ Intentas conseguir información de sus redes sociales o del móvil que te demuestre que te ha sido infiel.
- ☐ Sueles sentirte insatisfecha en las relaciones con los hombres.
- ☐ Inicias broncas fuertes si no responde al instante a tus mensajes o llamadas.
- ☐ Vas más rápido que él.
- ☐ Eres pasional e intensa a todos los niveles, incluso en el sexual.

- [ ] No aceptas a tu pareja como es, lo chantajeas o lo criticas para que cambie.
- [ ] Si estáis en grupo, quieres que él esté pendiente de ti en todo momento.
- [ ] No quieres que tenga aficiones o actividades a las que vaya sin ti.
- [ ] Lo comparas con un ex tuyo.

Cuenta cuántas ✗ has marcado. Seguro que ya vas viendo cuál es tu perfil gracias a cada una de las adictas emocionales con las que te identificas.

CONFESIONARIO DE UNA ADICTA EMOCIONAL
LA HISTORIA DE MARTINA

Martina. Cincuenta años, divorciada desde hace diez. Española de nacimiento, montó su agencia de publicidad en Berlín, donde vive con sus tres hijos. Siempre ha tenido muchos problemas con los hombres, ya que todos acaban dejándola por lo mismo: «Me dicen que los asfixio». Sin ir más lejos, Ben, un alemán con el que llevaba saliendo menos de dos meses, había cortado con ella la semana anterior.

Se conocieron en un concierto clandestino de música alternativa una noche de luna llena muy bohemia y con mucha magia, según ella. Este tipo de frases que atribuyen el encuentro al destino es un planteamiento muy habitual de las adictas emocionales. Pero la descripción de Martina no acaba aquí… **En cuanto vio a Ben,** «sentí un impacto en el corazón, de esos que sientes cuando Cupido lo atraviesa con sus flechas», me cuenta. Al mes, ya lo había invitado a su piso para que conociera a sus hijos. Ellos no se sorprendieron, pues estaban acostumbrados a ver desfilar a diferentes hombres por casà. Que tus hijos normalicen este desfile de hombres por tu vida no es sano, querida. Y luego te sorprenderá que acaben en relaciones disfuncionales…

Con el tiempo, Martina notó a Ben más frío. Como no respondía a sus mensajes al instante, empezó a stalkear sus redes sociales para ver si allí encontraba una explicación a su distanciamiento. Si te ves haciendo esto, es una clara señal de adicción. Temía que le fuera infiel. Vio que una chica daba muchos likes a sus publicaciones, así que se lo recriminó, pero era su prima favorita, que vivía en otro país. Martina se exculpó diciéndole que lo había hecho porque tenía un trauma a causa de las infidelidades de los hombres de su pasado.

Un día cenando en un restaurante, tras apenas dos meses de relación, Martina le dijo que lo quería mucho y que le encantaría que él, sus hijos y ella formasen una familia en un futuro. ¡PONLE EL ANILLO (QUE SOMOS MUJERES MODERNAS), MARTINITA! SEGURO QUE TE DICE QUE SÍ, ¡ESTÁ CLARO QUE SE MUERE DE GANAS! Ben se quedó ojiplático al oír su propuesta. Para terminar la noche, al salir del local, él le dijo que el domingo no podría quedar porque quería ir a ver a su familia. Martina se enfadó y le echó en cara que le había prometido a sus hijos que irían juntos al zoo (en realidad, era ella la que lo había decidido). En ese momento Ben le soltó que se había acabado, que ya no aguantaba más. La bloqueó en el teléfono y en todas sus redes sociales. Nunca más supo de él.

Martina y yo tuvimos nuestra primera sesión de terapia online.

Estuvimos trabajando el perfil de la asfixiante para que pudiera identificar sus comportamientos tóxicos en la relación con Ben. Aprendió a calmarse y a no tener conductas dañinas, como stalkear o espiar sus redes sociales por miedo a la infidelidad, o pedir comprobaciones constantes de amor al hombre que acaba de conocer. Hoy se siente muy satisfecha, está soltera y disfruta de su familia y amigos. Nunca se había sentido tan bien. Además, se ha convertido en un modelo de madre para sus hijos respecto a sus relaciones de pareja, puesto que les da a entender que no se necesita a un hombre para ser feliz.

LA DAMA DE HIERRO DICE:
«¡TENGO UNA PREGUNTA EXTRA PARA TI!»

MI QUERIDA YONQUI DEL AMOR, ¿qué hubieras hecho en este caso?

a) Reconocer que habías asfixiado a Ben con tu conducta inapropiada. Trabajar en tu autoestima y no volver a presentar a un hombre a tus hijos hasta que la relación sea sólida.

b) Esperar a que Ben se presentase en el zoo. En el fondo piensas que lo de cortar no iba en serio, que solo quería hacerse el interesante. ¡A lo mejor llega tarde por el tráfico!

c) Hubieras actuado exactamente igual que Martina: decirle «te quiero», presentarle a tus hijos y exigirle que te conteste al instante. ¡No entiendes por qué Ben se agobió, la verdad!

Espero que hayas elegido la alternativa A. Si no, mi querida yonqui del amor, eres una asfixiante de manual.

LA «ENAMORADICTA»

Hay personas adictas al efecto de las mariposas en el estómago. Este sexto perfil reúne a las mujeres enganchadas a la sensación que produce la etapa del enamoramiento. El amor es como un videojuego compuesto por cinco etapas que hay que superar para llegar a la meta, el nivel más alto de intimidad y compromiso en pareja, el amor incondicional. Sin embargo, las «enamoradictas» se quedan en la primera pantalla del amor: el enamoramiento.

El videojuego del amor

El amor es como un videojuego de cinco pantallas:

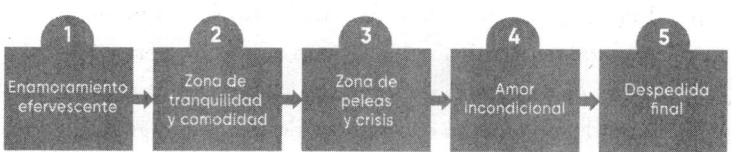

1. **Enamoramiento efervescente.** Esta fase suele durar de uno a dos años. Se experimentan los efectos de un cóctel de drogas emocionales y hay mucha pasión y obsesión por el otro. En las mujeres, aumenta el nivel de testosterona, la

hormona del sexo, por lo que quieren mantener más relaciones sexuales con su pareja. En los hombres, sube la dopamina, así que les apetece más hablar. Esto, unido a que la zona lógica del cerebro está desconectada, te hace idealizar a tu pareja.

2. **Zona de tranquilidad y comodidad.** Después viene una época más serena. Ya no sientes el enamoramiento del principio, pero os comprendéis y os comunicáis mucho mejor. La amistad es más profunda, aunque la pasión disminuye. Esta etapa suele durar unos años.

3. **Zona de peleas y crisis.** Momento en que se producen más infidelidades, separaciones o divorcios. Lo que antes te gustaba de tu pareja, ahora te desagrada. En lugar de buscar tiempo para estar juntos, os dejáis absorber por las obligaciones, como cuidar de los hijos y cumplir en el trabajo. No os escucháis porque os aburre lo que dice el otro, y lleváis vidas independientes. En esta fase, muchas parejas siguen juntas por los hijos.

4. **Amor incondicional.** Una vez superadas las diferentes crisis, aparece el amor incondicional, el más difícil de conseguir y que solo experimentan algunos afortunados. Suele darse en parejas que llevan juntas más de veinte años. La atracción física no importa, lo que te llena es la personalidad del otro. Es tu compañero de vida hasta el final de tus días. Lo aceptas del todo. Es el nivel más alto de amor, complicidad, compañerismo y generosidad. Pase lo que pase, estaréis el uno para el otro.

5. **Despedida final.** Acabáis vuestros días juntos, hasta el final de la vida. Cuando uno de los dos muere, el otro está a su lado cuando parte.

Cuando a las «enamoradictas» se les acaba el enamoramiento efervescente, la fase inicial del amor, piensan que no están con la persona adecuada porque ya no sienten lo mismo, así que van en busca del siguiente «camello del amor», para que les suministre una nueva e intensa dosis emocional. Así, repiten este círculo vicioso una y otra vez, y saltan de un hombre a otro. Este perfil de adicta emocional no se permite pasar de la primera pantalla a la segunda ni llegar al final del videojuego. No saben evolucionar en el amor ni avanzar de forma sana por las diferentes fases, hacia una relación de pareja más profunda y estable.

Características de la «enamoradicta»

Tienes adicción al amor, a la irresistible necesidad de tener pareja, no tanto hacia una persona concreta. A diferencia de otras adictas, no eres exigente al realizar el casting para tu próxima conquista. Aunque te sirve casi cualquier gilipollas que te haga compañía, los hombres con los que sueles estar tienen perfiles muy diferentes. Por lo general, te comportas de manera perjudicial tanto respecto a ti como con la relación.

Te llamo «enamoradicta» porque intentas mantenerte siempre en la etapa del enamoramiento. Cuando se acaba la sensación de mariposas en el estómago que te provoca adrenalina, te cansas y vas en busca del siguiente gilipollas. Cambias los cromos sin remordimiento ni contemplaciones, no te cuesta saltar de una pareja a otra. Mientras que otros perfiles de adictas se aferran a su hombre desesperadas, son incapaces de buscar fuera de la relación o de estar con otro que no sea su gilipollas, las «enamoradictas» suelen acabar con varios tipos de gilipollas que veremos en el siguiente capítulo, como el metralleta sexual o el hombre champán. Los perfiles de hombres y mujeres intensos se atraen.

Tus relaciones de pareja son breves. De media, aguantas menos de un año con alguien, pero el amor y la pasión son muy intensos. Necesitas sentir ese tobogán emocional o montaña rusa apasionada constante para seguir enganchada a ese hombre. De hecho, sueles ser tú la que corta con los gilipollas que te vas encontrando por el camino. Por lo general, basas tus relaciones en características superficiales de la otra persona, como que tenga un buen físico, sin importarte tanto su interior.

Necesitas el efecto novedad de manera constante. Has sido infiel a tu pareja en el pasado o lo eres ahora. Esta búsqueda de nuevas sensaciones y el coqueteo inicial con un hombre te genera mucha adrenalina, la hormona que segrega tu cerebro cuando vives la vida intensamente y te arriesgas. También eres una persona impulsiva: puedes engañar a tu pareja y luego te arrepientes, pero solo de forma momentánea porque lo seguirás haciendo.

Te obsesionas con el «gilipollas del momento». Para ti, los hombres son como el tabaco: enciendes un cigarro con ansiedad, das una calada tras otra sin apenas coger aire y, hasta que no se ha acabado, no lo sueltas y tiras la colilla al suelo. Y ahí es cuando vas a buscar al siguiente. Entre un gilipollas y otro, no te das tregua, no te tomas un periodo de barbecho.

En el fondo, tienes miedo al compromiso. No llegas a desarrollar sentimientos profundos y reales de intimidad con los hombres. Te da pánico que te hagan daño o que te conozcan de verdad y no les gustes. Esto provoca que no te permitas ser tú misma y quitarte la careta en una relación. Solo muestras tu lado seductor y sexual, que sabes que engancha a los hombres.

Cuando te encuentras en la fase de subidón con tu nueva conquista, abandonas las diferentes áreas de tu vida para estar el mayor tiempo posible con él. En ese momento inicial, tu prioridad es tu ligue. A las pocas semanas ya estáis hablando de cómo se llamarán vuestros hijos, te mudas a su piso y te presenta a sus amigos o familiares. Todo el mundo os dice que vais muy rápido, pero no hacéis ni caso. En cada nueva relación, piensas que has encontrado al hombre de tu vida, hasta que a las pocas semanas, o en menos de un año, te das cuenta de que es otro gilipollas más. Tus amigas ya no te toman en serio cuando les dices que has encontrado al hombre de tu vida.

¿Te identificas con este perfil? Marca una ✕ junto a cada afirmación que te represente respecto a tu relación de pareja:

- ☐ Eres adicta a la sensación del enamoramiento.
- ☐ Los hombres con los que sueles estar no se parecen en nada entre ellos.
- ☐ Tú eres la que sueles dejar las relaciones.
- ☐ No sueles durar más de uno o dos años con la misma persona.
- ☐ Has sido infiel a alguna de tus parejas.
- ☐ No sabes estar sola, sin engancharte sentimentalmente a alguien.
- ☐ El inicio es todo pasión, pero luego te aburres.
- ☐ Tienes miedo al compromiso o a que no les gustes de verdad.
- ☐ Solo sueles mostrar tu lado seductor, pasional y sexual.
- ☐ Tus amigas no te creen cuando les dices que has encontrado al hombre definitivo.

CONFESIONARIO DE UNA ADICTA EMOCIONAL
LA HISTORIA DE CHLOE

Chloe me escribió por Instagram porque quería empezar terapia psicológica. Yo acababa de salir en un programa de televisión hablando de cómo se comportan los psicópatas narcisistas en pareja, y eso la decidió a contactar conmigo. Ella es inglesa, tiene treinta y siete años y ahora vive en Madrid. Trabaja en una empresa de eventos para grandes firmas. Lleva nueve meses saliendo con Jorge, un español que vive en Londres. Según ella, es «el típico hombre adorable, manejable y dócil. Vamos, que hago con él lo que quiero».

Se conocieron en enero de ese año en una fiesta de una famosa revista de moda. Él se acercó a hablar con ella y esa primera noche acabaron en la cama. A la mañana siguiente, Chloe llamó a todas sus amigas y les dijo que se había enamorado locamente de Jorge, el hombre al que siempre había esperado. Habían oído tantas veces esa cantinela cada vez que Chloe conocía a un hombre que no la tomaron en serio. Las sensatas, claro, porque las adictas emocionales como ella la creyeron. El fin de semana siguiente, Jorge le pidió que fuera a Londres a verlo. Ella fue, por supuesto.

Esos dos días a la orilla del Támesis la pasión no los dejó salir de casa. No podían despegarse, se sentían drogados de amor. Después de eso, se quedó unas semanas teletrabajando en Londres para pasar más tiempo con él. Sus amigas le advirtieron que iba muy rápido, que era su nuevo juguete y que le duraría poco, como los anteriores, hasta que se cansara de él.

No tenían conversaciones demasiado profundas porque eran

muy diferentes, pero se atraían mucho mutuamente. Chloe solo pensaba en Jorge, era su obsesión. Cuando llegó el verano, se fueron juntos un mes a Tailandia a recorrer sus maravillosas playas. En septiembre, ella, ya de nuevo en Madrid, empezó a hartarse de la relación. Ya no sentía lo mismo por él, le parecía un «guapo-soso, sin más», se le había bajado el subidón. Le daba pereza ir a verlo a Londres, y Jorge se lo notó.

Poco después Chloe empezó a tontear por Instagram con un chico ideal, según ella, que había ido a su oficina a organizar un evento. No sabía qué le pasaba, pero acababa aburriéndose de todos los hombres. Quizá debía dejar primero a Jorge y luego liarse con el nuevo.

En terapia estuvimos trabajando su adicción emocional. Durante esas sesiones, Chloe se dio cuenta de que cumplía las características de la enamoradicta, así que decidió no fomentar el tonteo con el chico nuevo y revisar su comportamiento con los hombres. Trabajamos en su autoestima y en su miedo al compromiso. Meses después volvió con Jorge, se percató de que le quería, de que era muy buena persona, y poco a poco recuperó el amor por él. Hace unas semanas Chloe me envió las fotos de su boda y de su luna de miel. ¡Me alegro mucho por ellos!

LA DAMA DE HIERRO DICE:
«¡TENGO UNA PREGUNTA EXTRA PARA TI!»

MI QUERIDA YONQUI DEL AMOR, ¿qué hubieras hecho en este caso?

a) Liarte con el «chico ideal» de la oficina. Piensas que será el definitivo. ¡Este sí, lo juras por Snoopy o por las bragas de Mafalda!

b) Reconocer que eres una enamoradicta y que estás enganchada al efecto químico del enamoramiento, pero que en una relación lo bueno viene después.

c) Descargarte una aplicación de citas. Esta vez buscarás perfiles de Nueva York. Crees que las fotos de tu Instagram molarán más si te las haces allí. Quieres que se note que eres una tía cool y muy viajada. Cuando vayas a NY, te harás un selfi en el puente de… ¿Brooklyn? ¿O ese está en San Francisco? ¡Qué lío! ¡Si es que no sales de tu barrio!

Espero que hayas elegido la opción B. ¡Reconocer tus errores es un buen comienzo en toda terapia!

LA HEROINÓMANA FELPUDO

Este perfil tiene un nombre compuesto, «heroinómana felpudo», ya que es una mujer con una doble adicción. Los manuales de psicología lo llaman «bidependencia», aunque yo me decantaría más por «biadicción».

Esta mujer es adicta a una sustancia como la heroína o la cocaína y también a su pareja. Suele reproducir un patrón familiar: en casa, veía que su padre o su madre también consumía estas sustancias, y que entre ellos mantenían una relación muy tóxica. O de pequeña ha podido sufrir abusos sexuales por parte de un familiar o de una persona de su entorno.

La palabra «felpudo» la añado por el trato lamentable que permite a su pareja con tal de que no se vaya de su lado.

Características de la heroinómana felpudo

Tienes una doble adicción: a tu pareja y a una sustancia legal o ilegal, como el alcohol, la marihuana o la cocaína. Sobre esta última gira toda tu vida, y buscas recursos para seguir consumiendo. Como no puedes dejar ninguna de las dos adicciones —ni las sustancias ni a tu pareja—, pareces un barco a la deriva, sin rumbo.

La persona a la que estás unida sentimentalmente puede intentar salvarte o estar enganchado a una sustancia, como te pasa a ti. No te vales por ti misma, él tiene el rol dominante y tú, actitud sumisa. Sin embargo, piensas que te morirías sin un hombre a tu lado. Eres una superviviente, pero no consigues gestionarte a nivel emocional ni económico.

No sabes poner límites a tu pareja, se lo perdonas todo con tal de que no te deje. Incluso has aceptado sus infidelidades. Podrías serle desleal por venganza. Sientes que eres un felpudo para él, que puede pisarte impunemente. Has permitido malos tratos físicos y psicológicos por su parte. Te ha llegado a decir que estás loca o que te inventas las cosas para seguir con su manipulación. Le da igual cómo te sientas, para él eres un objeto, y te utiliza para sus caprichos narcisistas. Siempre se hace lo que él dice o quiere; le importa una mierda lo que tú necesites. Lo idealizas y sueles distorsionar la realidad de tu relación para seguir con él. Las heroinómanas felpudo suelen sentirse atraídas por el perfil del atormentado, hombres que también tienen problemas de adicciones de tipo psicológico.

No eres exigente al elegir a tu compañero de vida. Al final, tiendes a repetir el mismo patrón de gilipollas. Cada relación es igual o peor que la anterior. Si tu pareja actual rompe contigo, te buscas a otro lo antes posible o te quedas enganchada durante años en el duelo por tu ex. ¡No tienes término medio! Hace años que tu autoestima está por los suelos. Eres insegura y te falta autonomía emocional.

En la pareja, de comportas de forma destructiva, ya que generas broncas, peleas y situaciones tóxicas. Pero no solo con él, sino también contigo: comes por ansiedad, criticas tu físico o generas conflictos en el trabajo para que te echen. Tampoco te cuidas: duermes poco y mal, no haces deporte y te zampas lo primero que pillas. Los comportamientos tóxicos los trabajaremos en el programa de desintoxicación del capítulo 4.

¿Te identificas con este perfil? Marca una ✕ junto a cada afirmación que te represente respecto a tu relación de pareja:

- ☐ Tienes dos adicciones: a una sustancia y al amor.
- ☐ Sin tu pareja, crees que tu vida no tiene sentido.
- ☐ Te atrae el perfil de manipulador emocional, otro adicto a sustancias o un salvador.
- ☐ No consigues mantenerte a nivel económico.
- ☐ Permites un trato vejatorio.
- ☐ No eres exigente al elegir pareja.
- ☐ No sabes estar sin un hombre a tu lado.
- ☐ Sueles generar peleas con él.
- ☐ No te quieres.
- ☐ Tienes comportamientos autodestructivos contigo misma.

CONFESIONARIO DE UNA ADICTA EMOCIONAL
LA HISTORIA DE JIMENA

Cuando viví en Nueva York en 2017, me apunté a un programa social en una clínica para ofrecer terapia gratuita a inmigrantes con pocos recursos. Allí conocí a Jimena. Era alcohólica y mantenía una relación tóxica con Rodrigo, un hombre que padecía el mismo problema que ella. Ambos habían nacido en República Dominicana, y se habían conocido en una fiesta de su comunidad. La primera noche se acostaron y empezaron a salir. Ella venía de una familia desestructurada y había sufrido abusos sexuales por parte de su primo en la adolescencia. Estaba rota por dentro, y su autoestima, arrasada. Sentía que los hombres solo la utilizaban, abusaban de ella o la maltrataban.

Ella se autodestruía y recurría al alcohol cada vez que algo no le salía como esperaba o si se peleaba con Rodrigo. Jimena me decía, entre lágrimas: «Ahogo mis penas y mis demonios en alcohol, como hacía mi padre». Su pareja era muy agresiva y dominante, pero ella sentía que sin él no era nada. No podía vivir sin Rodrigo, el Adulador. Él, cuando no bebía, parecía otra persona, era muy romántico y cariñoso con ella. En esos momentos, Jimena sentía que tocaba el cielo con las manos, pero después volvía a las mismas peleas destructivas, agresivas y desagradables de siempre. Este ciclo tóxico es muy frecuente en las relaciones de pareja de adictas emocionales: ruptura y reconciliación.

Antes de estar con Rodrigo, Jimena había salido con perfiles parecidos. En ese momento, ella no trabajaba. Él la ayudaba económicamente, y ella se gastaba el dinero del alquiler de la casa en alcohol o en comida basura para tapar el vacío que sentía. La comida le aliviaba el dolor de su nefasta y horrible vida. Ella me decía que se hubiera suicidado de no ser porque tenía dos hijos, fruto de una relación con otro maltratador que regresó a su país de origen y del que no supo nada más. Sospechaba que allí él tenía otra familia.

Jimena y yo trabajamos durante mucho tiempo en su doble adicción. Cuando regresé a España, ella se encontraba mucho mejor: estaba en seguimiento, la última fase de la terapia. De ese modo, pudo librarse de las garras emocionales de Rodrigo y ya llevaba varios meses sin probar el alcohol.

LA DAMA DE HIERRO DICE:
«¡TENGO UNA PREGUNTA EXTRA PARA TI!»

MI QUERIDA YONQUI DEL AMOR, ¿qué hubieras hecho en este caso?

a) Irte de marcha con Rodrigo y cantar juntos *La vida es un carnaval* de Celia Cruz: «No hay que llorar, que la vida es un carnaval, y es más bello vivir cantando».

b) Montar un guateque en casa. Tú invitas.

c) Reconocer que tienes muchos problemas psicológicos e ir inmediatamente a terapia para desengancharte de tus adicciones.

Espero que hayas elegido la C, para no pensar que sigues de carnaval.

LA ENFERMERA SALVADORA

La enfermera salvadora es el típico caso de codependencia, tal como se indica en los manuales de psicología. Aunque yo me decantaría más por «coadicción». La palabra «codependencia» surgió en los grupos de Alcohólicos Anónimos cuando se empezó a identificar que las mujeres casadas con alcohólicos sufrían este trastorno caracterizado por una obsesión de querer salvar a su pareja. La salvadora quiere controlarle para que no vuelva a beber, aunque ello implique anularse a sí misma. El término se extendió a otras personas cercanas a los alcohólicos, ya que las madres o los familiares también pueden ser codependientes de una persona que padece alcoholismo.

A diferencia del perfil anterior —la heroinómana felpudo, que tiene una doble adicción o bidependencia—, la enfermera salvadora no es adicta a una sustancia. Solo tiene adicción emocional a su pareja, y quiere salvarlo.

Características de la enfermera salvadora

Sueles elegir a hombres tóxicos con traumas infantiles, trastornos mentales, problemas familiares o financieros, alcoholismo, adicción a las drogas o al trabajo, ludopatía o fobia al compromiso. Estás tan engullida por los problemas de tu gilipollas, que te has olvidado de ti y de tus necesidades, y no tienes tiempo para tus aficiones o para cuidarte. Poco a poco te estás autodestruyendo. Es tu obsesión y el centro de tu vida, ya que crees que se salvará con tu esfuerzo, paciencia y amor. Quieres ayudarlo y solucionarle todos sus problemas.

Si tu novio no responde como esperas, te frustras. Verlo mal puede provocarte un ataque de ansiedad. Si esta dinámica se mantiene, quizá caigas en depresión o te provoque otros problemas de salud, pero te da igual, porque solo te preocupa el otro.

En tu vida laboral te gusta ser útil y realizas algún servicio a la comunidad. Puedes ser abogada, enfermera, psicóloga, fisioterapeuta, médica, veterinaria, policía o profesora. O quizá trabajas en turismo, recursos humanos, nutrición, trabajo social o en administraciones públicas.

Quieres que tu novio te necesite, así nunca te abandonará. No eres capaz de ponerle límites. Tienes necesidad constante de su aprobación y de la de los demás. Eres incapaz de romper con él, aunque estés atrapada en una relación enfermiza. Piensas que, sin él, tu vida estaría vacía. Es posible que hayáis roto en el pasado, pero siempre acabáis volviendo.

Se lo perdonarías todo, lo justificas porque está enfermo y tiene muchos problemas. Has llegado a permitir o permitirías maltratos (físicos o psicológicos), humillaciones, acoso o cualquier tipo de abuso por parte de tu pareja. También aceptas ese trato vejatorio de otras personas de tu entorno. Has vivido una infancia complicada, tu ambiente familiar era tóxico. Puede que tu padre también tuviera problemas de adicción y tu madre quizá ha sido víctima de violencia de género. Por tu parte, a lo mejor has sufrido abusos sexuales en la infancia, bullying en el colegio o un trato nefasto por parte de tus amigas.

De pequeña/adolescente, cuidabas de alguno de tus padres.

Uno —o los dos— tenía una enfermedad crónica, un trastorno psicológico (depresión, esquizofrenia, bipolaridad...) o problemas económicos. Puede que sigas cuidando de ellos o ayudándolos. Tus padres son como niños grandes que no asumen sus responsabilidades como adultos.

Tú eres adicta a él, y él a ti. Os necesitáis. Tú lo quieres salvar y él quiere que lo cuides.

¿Te identificas con este perfil? Marca una ✕ junto a cada afirmación que te represente respecto a tu relación de pareja:

☐ Tus parejas tienen un problema psicológico o una circunstancia vital difícil.

☐ Te olvidas de ti e intentas solucionar los problemas de la otra persona.

☐ Tu chico es tu obsesión.

☐ Te estás autodestruyendo por culpa de tu relación.

☐ Tu trabajo está relacionado con ayudar a otras personas.

☐ No estás preparada para romper con él, por muy tóxico que sea contigo.

☐ Se lo perdonarías todo; lo justificas por lo mal que está.

☐ Has vivido una infancia complicada.

☐ Desde pequeña, cuidabas a personas de tu entorno familiar.

☐ Estás anulada.

Si te identificas con alguno de estos síntomas, aunque solo sea uno, tendrás que trabajar en el programa de desintoxicación de tu adicción emocional, como Valeria. Te cuento lo que vivió en el siguiente Confesionario.

CONFESIONARIO DE UNA ADICTA EMOCIONAL
LA HISTORIA DE VALERIA

Valeria, pediatra de treinta y seis años, vive en Galicia. Su pareja se llama Martín, y llevan seis años juntos. Quieren casarse y tener hijos. Me contactó para empezar terapia online a raíz de uno de mis pódcast en el que hablaba de las enfermedades mentales. Valeria y Martín se conocieron en el supermercado que hay cerca de su hospital. El flechazo fue inmediato; ella cayó rendida a sus encantos. A él le diagnosticaron bipolaridad y tenía épocas depresivas muy malas. Por desgracia, había tenido algún intento de suicidio antes de conocer a Valeria. En los días depresivos, Martín no quería salir de la cama, comer ni ducharse. En cambio, en las épocas que estaba eufórico, se veía capaz de comerse el mundo.

Valeria me decía llorando: «Quiero muchísimo a Martín, es muy buena persona, pero está enfermo, no lo puedo abandonar. Además, cuando esté mejor, queremos ser padres, aunque no sé si será un buen padre, ya que no puede ni cuidar de sí mismo». Para ella, su obsesión era salvar a Martín. Como les pasa a todos los perfiles de enfermera salvadora… Ella comprobaba que se tomase la medicación, le buscaba posibles trabajos para que se sintiera útil y tuviera dinero para mantenerse por sí mismo. Ella dejó de ver a sus amigas, ya no quedaba con nadie. También aparcó el gimnasio y apenas veía a sus padres. Solo cumplía con su jornada laboral. El resto del tiempo era para ayudar a Martín y no dejarlo solo.

Valeria había adelgazado siete kilos, tomaba ansiolíticos y dormía cuatro horas al día fruto del estado de nervios que le provocaba la situación. Si llegas a esta devaluación en una relación de pareja, pide ayuda inmediata a un psicólogo. Todo esto se sumaba al miedo de no poder tener hijos con él. Lamentablemente, la presión del reloj biológico está ahí. Genera ansiedad, dolor y angustia por miedo a no llegar a ser madre. Valeria había invertido seis años en intentar que Martín estuviera mejor y ser padres. No quería que su esfuerzo fuera en vano, me decía. Un día él, borracho en una fiesta, besó a una chica delante de Valeria y de todos sus amigos. Ella se fue llorando a casa, pero lo justificó porque él estaba mal. Esa escena le dolió muchísimo, pero le perdonó. «Pobre Martín», estaba enfermo. Era incapaz de dejarlo, se lo permitía todo.

Hoy seguimos trabajando en terapia. Valeria ha procesado todos los traumas de la infancia. Su padre tenía esquizofrenia y tuvo que hacerse cargo de él desde pequeña. También ha aprendido a reconocerse en el perfil de adicta emocional, de enfermera salvadora, aunque todavía queda un largo camino por recorrer y tiene que decidir qué quiere hacer con Martín.

LA DAMA DE HIERRO DICE:
«¡TENGO UNA PREGUNTA EXTRA PARA TI!»

MI QUERIDA YONQUI DEL AMOR, ¿qué hubieras hecho en este caso?

a) Ponerte en tratamiento psicológico para superar la adicción emocional, trabajar en tu autoestima y dejar a Martín.

b) Seguir siendo la enfermera salvadora de Martín. ¡No hay que perder la esperanza!

c) Tener hijos con Martín. ¡Nadie es perfecto, y ya tienes una edad…!

Espero que hayas elegido la alternativa A. Ten claro que no salvarás a nadie, ni siquiera a ti misma.

LA LEONA AGRESIVA

En este capítulo he querido desmontar el mito de que solo hay un tipo de adicta emocional, el de la mujer que se calla y obedece a todo lo que le diga su gilipollas. El perfil opuesto de la geisha sumisa es el de la leona agresiva. De alguna manera, ambas utilizarán estrategias para que no las abandonen. Las leonas agresivas necesitan controlar y dominar para asegurarse de que no las dejarán. Desde fuera puede parecer que esta mujer no está enganchada a su pareja, porque tiene mucho carácter o explosiones de ira, pero así es. En el fondo se siente insegura porque teme que la relación se acabe.

El perfil de adicción emocional de la leona agresiva es invisible en esta selva de asfalto. Salvo un experto, nadie diría que lo es. Son las reinas del camuflaje, muy estrategas. No quieren que los demás perciban sus debilidades emocionales, así que las disimulan desde el control hacia el otro y hacia su pareja.

En la selva, las leonas son muy territoriales, siempre vigilando lo que consideran suyo. Si alguien se acerca a lo que es de su propiedad, rugen e intimidan a cualquier intruso. Suelen desconfiar de otras hembras, tienen un rol de líderes y comparten este papel con algunos machos. La sociedad que establecen es matriarcal. Estas felinas toman la mayoría de las decisiones, incluso deciden quién se queda en el grupo y quién lo abandona. Sienten que tienen que defender a su manada. Su sentido de protección con las crías es innato, y está muy desarrollado. En el asfalto también hay muchas leonas agresivas que deambulan con disimulo.

Características de la leona agresiva

Pareces una leona, la reina de la selva —o de tu casa—. Eres posesiva y dominante en tus relaciones sentimentales, y él adopta un rol pasivo. En el fondo, la agresividad con la que actúas es por miedo a que te abandone, te rechace, prefiera estar con otros o se vaya con otra mujer. Crees que el amor se vive desde el control, y que así no se te escapará.

A diferencia de otras adictas, la leona agresiva prioriza las necesidades propias frente a las de la pareja, y suele tener comportamientos egoístas o narcisistas. Por ejemplo, si quieres ir a ver una película romántica y él prefiere una de acción, la mayoría de las veces acabáis viendo la que tú eliges.

Tienes un carácter explosivo. Verbalmente, haces daño a tu pareja, pero luego te arrepientes. También puedes callarte, pero acumulas tu dolor y luego estallas (lo que genera una dinámica pasiva-agresiva). Criticas, desprecias o te pones a la defensiva si no te sales con la tuya o tu pareja no hace lo que tú quieres. Por ejemplo, le puedes acabar diciendo de muy malas formas: «Quita, que ya lo hago yo, que no sabes». De ese modo le das a entender que no sirve para nada. Si algo te molesta, sueles recurrir al castigo de silencio o a la ley del hielo: en lugar de decírselo, no le hablas y esperas a que él adivine lo que te pasa, o te comportas con él de una forma muy fría, a modo de castigo.

Hablas de manera categórica: «siempre», «todo», «nunca», «nada». Por ejemplo, le puedes decir «Siempre lo haces todo mal», «Nada cambia» o «Nunca cedes», aunque sabes que no es así. Utilizas estos términos para chantajearlo o manipularlo. Sueles estar con un perfil de hombre que tiende a la sumisión, como el gilipollas mamitis, al que no solo lo controla su pareja, sino también su madre.

Tu pareja es el centro de tu mundo, pero desde tu posición dominante. Puedes llegar a aislarlo de su entorno, y quieres que él solo se relacione contigo o con tus elegidos de su entorno.

Pareces autosuficiente, pero eres adicta a tu chico. Sin él, tu vida no tendría sentido. Tienes baja autoestima e inseguridad.

Sueles sentir celos hacia otras mujeres y te cuesta manejar tus sentimientos e impulsos.

¿Te identificas con este perfil? Marca una ✕ junto a cada afirmación que te represente respecto a tu relación de pareja:

☐ Te comportas de forma dominante.
☐ Temes que te abandone.
☐ Entiendes el amor desde el control hacia el otro.
☐ Tienes actitudes agresivas.
☐ Sueles salirte con la tuya al decidir lo que hay que hacer.
☐ Te gusta controlar tu alrededor.

- Si tu pareja no hace algo como a ti te gusta, te enfadas con él.
- Hablas de manera categórica, del tipo «Nada te importa».
- En el fondo tienes baja autoestima.
- Te cuesta gestionar los impulsos y puedes sentir celos hacia otras mujeres.

Si te identificas con estos síntomas, reconocerás lo que le pasaba a Valentina, la siguiente adicta emocional.

CONFESIONARIO DE UNA ADICTA EMOCIONAL
LA HISTORIA DE VALENTINA

Valentina, de cuarenta y cinco años, vive en Buenos Aires. Tiene dos hijos con su marido, Daniel, y llevan juntos una década. Es directora de un fondo de inversiones americano en Latinoamérica. Desde pequeña, tuvo que buscarse la vida. Su padre murió cuando ella tenía cinco años y su madre sacó adelante a sus hijos como pudo.

Era la mejor estudiante de la clase. Para ella, sus notas eran su esperanza de lograr una vida mejor. Entró en la universidad a estudiar finanzas y fue la número uno de su promoción. La ficharon para trabajar en un fondo de inversión y fue ascendiendo hasta llegar a directiva.

En el entorno laboral tenía problemas con sus subordinados por su mal carácter. Afirmaban que era muy agresiva. Había que tener cuidado con cómo decirle algo porque podía ponerse a gritar, e incluso había quien salía de su despacho llorando. Esto provocó conflictos con muchas personas de su empresa, pero no había duda de que era muy competente en su trabajo.

En casa las cosas no iban mejor. Daniel estaba quemado por las discusiones con Valentina. Era dominante con los niños y siempre había que hacer lo que ella quería. Lo elegía y controlaba todo: lo que había que comer o hacer, los planes familiares… Si Daniel no estaba de acuerdo con ella, sentía que la desautorizaba, y pasaba días sin hablarle para castigar su desobediencia. Pero no se imaginaba vivir sin Daniel ni sus hijos; temía que él se fuera.

Además era presidenta de su comunidad. Había tenido muchos problemas, al punto que casi llegó a las manos con una vecina por unas goteras. «Menos mal que mi marido y el suyo nos separaron». Valentina tenía otra leona agresiva como vecina, y acababan teniendo fuertes discusiones en las juntas. ¡Así no hay quien viva!

Toda esta situación le despertó el duelo no resuelto de cuando murió su padre y la dejó huérfana. Aprendió a no necesitar a nadie, y no quería demostrar su cariño a su marido ni a sus hijos porque eso era de débiles. Ella sentía que, si dominaba a las personas de su entorno, no la iban a abandonar. «Es mejor que te teman a que les des pena», me decía.

Su marido y sus hijos cada vez pasaban menos tiempo con ella por su mal humor y porque se pasaba el día trabajando, incluso los fines de semana. También se llevaba mal con su madre: chocaban y acababan discutiendo cada vez que se veían. Las relaciones sociales tampoco le iban bien, y perdió amigas por su estilo de comunicación agresivo y orgulloso.

Lo primero que empecé a trabajar con ella fue su gestión de la comunicación con los demás. Tenía un estilo dañino muy agresivo.

Poco a poco fue aprendiendo a hablar desde la asertividad, el término medio saludable entre la agresividad y la sumisión. También trabajamos los miedos que arrastraba desde su infancia. Con el tiempo fue consciente de que la adicción emocional no solo se refleja de forma sumisa, sino que también existe en el perfil de la leona agresiva. Identificar el problema es el primer paso para gestionar el cambio.

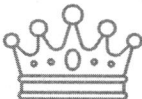

LA DAMA DE HIERRO DICE:
«¡TENGO UNA PREGUNTA EXTRA PARA TI!»

MI QUERIDA YONQUI DEL AMOR, ¿qué hubieras hecho en este caso?

a) ¡Seguir conquistando territorio! Tú también quieres presentarte como presidenta de tu comunidad. Deseas que tus vecinos te teman e imponer tus leyes. Serás la reencarnación de Juan Cuesta en la serie *Aquí no hay quien viva*.

b) Quieres seguir siendo la leona agresiva. Cuando te pones agresiva con la gente, no crees que les hagas daño. ¡Que espabilen, que son unos flojos!

c) Pides cita para trabajar tu estilo de comunicación y adicción emocional en terapia psicológica y superar los traumas de la infancia.

Espero que hayas elegido la opción C. Aquí estoy, esperándote.

LA INSACIABLE AMAZONA

Acabamos el capítulo con el perfil de una insaciable sexual. Algunas mujeres me han dicho que están enganchadas a un hombre solo por el sexo. No cortan esa relación tóxica porque no quieren quedarse sin el placer que les provocan los orgasmos. Muchas me han llegado a reconocer que el sexo con ese hombre es como una droga. De ahí el nombre de la décima y última adicta emocional: «insaciable amazona».

Son insaciables porque siempre quieren más relaciones sexuales con él, y amazonas porque así se llaman las mujeres que montan a caballo. Les encanta el sexo y son adictas a la forma de cabalgar de su jinete, aunque sea un auténtico gilipollas. Suelen ser mujeres que solo están con él por ese motivo, ya sea su pareja o un ligue casual. Lo habitual es que él se limite a ser tu amante, y que solo queden para tener sexo. Prefiero llamarlos «coitonovio» o «sexoamigo», no «follamigo», que me parece una palabra horrorosa.

Características de la insaciable amazona

Lo único que te mantiene atada a ese gilipollas con el que estás es la parte física y sexual. Puede que seáis pareja y solo os una el sexo. O que seáis *fuckfriends*, «follamigos» o «sexoamigos», como lo quieras llamar. El enganche es solo sexual. Fuera de la cama, no tenéis nada en común. No te llena a otros niveles, como puede ser el intelectual o el emocional.

Cuando ves a tu gilipollas piensas que es un Adonis, el amante de Afrodita en la mitología griega. Parece que él es el premio, y te sientes muy afortunada de disfrutarlo. Esta relación es instrumental, os utilizáis para el sexo y no podéis dejar de veros. Es tal el enganche, la pasión y la conexión íntima entre vosotros que no podéis vivir sin esa droga sexual.

Sueles ser infiel a tu pareja actual o a las anteriores con él, tu Adonis. Esta dinámica no te deja avanzar a nivel sentimental. Comparas a todas tus parejas con tu jinete TOP; él sigue en el podio, nadie le quita el *number one* de mejor amante. Lo que para ti empezó como un enganche sexual puede acabar en enamoramiento, ya que cada día estás más enganchada a él. La insaciable amazona suele juntarse con el metralleta sexual, el primer gilipollas que aparece en el siguiente capítulo.

Tienes una personalidad obsesiva, pero no solo con los hombres, también en otras áreas de tu vida. Con tu amante pueden darse estas dos opciones: te da vergüenza ajena y no quieres que nadie te vea con él, no encaja con tus amigos o tu entorno y solo quedáis en tu casa o en la suya, o todo lo contrario, quieres presumir de él y que todo el mundo te vea en su compañía. ¡Quieres ser la envidia del barrio!

Tu gilipollas afrodisíaco solo te escribe para quedadas sexuales. Te hace llamadas o te envía mensajes calientes, te escribe para decirte dónde quedáis para el encuentro íntimo de turno. Entre semana solo te escribe si está *hot* como un horno. Quiere que le sigas el rollo, que le mandes fotos o vídeos eróticos y que le digas algo picante. Te busca para el *sexting*, intercambio de contenido sexual como fotos o vídeos, pero nunca te pregunta qué tal estás o cómo te ha ido el día.

¿Te identificas con este perfil? Marca una × junto a cada afirmación que te represente respecto a tu relación de pareja:

- [ ] Sientes que el enganche que tienes con tu gilipollas es puramente sexual.
- [ ] No quieres nada serio con él.
- [ ] Puede que poco a poco te estés enganchando y despierte sentimientos en ti.
- [ ] Mantenéis una relación instrumental.
- [ ] Sueles ser infiel a tu pareja o ex con tu Adonis sexual.
- [ ] Sueles obsesionarte con el hombre con el que estás.
- [ ] Tu gilipollas solo te hace llamadas calientes.
- [ ] No le interesa nada de lo que te pase ni de tu vida.
- [ ] Si no hubiera ese enganche sexual, no estaríais juntos.
- [ ] Tu hombre no te llena a nivel emocional o intelectual.

CONFESIONARIO DE UNA ADICTA EMOCIONAL
LA HISTORIA DE LOLA

Lola es empresaria de una firma de cosméticos. Tiene treinta y cuatro años, está soltera y no tiene hijos. Una noche de verano, en un festival de música indie, se le acercó un chico. Estuvieron hablando toda la noche; no era su tipo, pero le parecía muy simpático. «Acabé dándole mi número por pena», y lo grabó en la agenda como Quasimodo porque decía que se parecía al personaje de Disney. «Alejandro es repartidor de comida rápida y es un poco como el Jorobado de Notre Dame. Tiene chepa, es bajito y gordito. Yo mido 1,83 y él, 1,70. No pegamos nada». Lola, la belleza también está en el interior.

Esa noche Lola se llevó un grandísimo disgusto: había perdido el anillo que su madre le había regalado antes de morir de cáncer. A la mañana siguiente recibió un mensaje de Alejandro en el que le decía que, cuando ella se fue, él se había pasado un montón de rato buscando el anillo de su madre y lo había encontrado. ¡Lola no se lo podía creer! ¡Lloró de la emoción! Alejandro le dijo que se pasaría por su piso para dárselo. Ella lo invitó a cenar como agradecimiento. Estuvieron charlando, riendo y bailando durante horas. ¡Se lo pasaba genial con él! Acabaron teniendo una noche pasional. «Han sido los mejores polvos de mi vida hasta la fecha», pensó Lola. Siguieron viéndose, pero siempre en casa de ella.

Pasaron las semanas. Un día quedó con sus amigas para cenar en un restaurante. Habían montado un grupo y se llamaban «El consejo de sabias». Les comentó que no sabía qué le había pasado: «Me gusta mucho Quasimodo, me estoy pillando por él. Nunca me hubiera fijado en un hombre así, pero tiene algo que me atrapa. Nadie me había hecho el amor como él. En lugar del Jorobado de Notre Dame, ¡es el empotrador de mi vida! Ningún hombre me había dado tanto placer…».

Alejandro quería tener una relación seria con Lola, y ella se estaba enamorando, decía que era la mejor persona con la que había estado, pero se avergonzaba de él, evitaba contar a la gente de su entorno que estaba con un repartidor de comida rápida y le daba vergüenza que los vieran juntos…

En terapia trabajamos los miedos inconscientes de Lola que le impedían tener una relación con un hombre bueno. Por temor a que le hicieran daño, acababa saboteándose y rompía con el que la quería y le proporcionaba un entorno seguro para abrirse. En casos como el suyo era necesario identificar el perfil de la insaciable amazona y los miedos que había debajo de esa fachada para trabajarlos.

LA DAMA DE HIERRO DICE:
«¡TENGO UNA PREGUNTA EXTRA PARA TI!»

MI QUERIDA YONQUI DEL AMOR, ¿qué hubieras hecho en este caso?

a) Mantener una relación de pareja con Alejandro.
b) Seguir teniendo solo sexo con el empotrador y dejarte llevar.
c) No volver a quedar con él y buscar a un hombre con el que no te avergüence salir.

Esta respuesta la dejo a tu elección. Cuando acabes el libro, sabrás cuál de las tres alternativas es la correcta.

Una vez leídos los diez perfiles, identifica en el siguiente ejercicio cuánto tienes de cada uno.

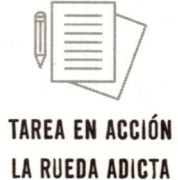

TAREA EN ACCIÓN
LA RUEDA ADICTA

En cada perfil de adicta emocional, cuenta las ✕ que has marcado. Cada una vale un punto. Anota el número de ✕ en la siguiente tabla:

Paso 1. Completa la tabla

La puntuación de cada perfil puede ir en un rango del 0 al 10. La puntuación mínima puede ser 0 (si no has marcado ninguna ✕ en ese perfil), es decir, si no te identificas para nada, o 10 si coincides con las diez características de la adicta.

Para que comprendas mejor este ejercicio voy a retomar el caso de Mariana, la mujer de la que he hablado en el ejemplo de la autobiografía amorosa. Esto es lo que me puntuó en terapia respecto a los diferentes perfiles de adictas emocionales:

PERFILES DE ADICTAS EMOCIONALES	PUNTUACIÓN DE CADA PERFIL. EJEMPLO DE MARIANA	TU PUNTUACIÓN
La geisha sumisa	10	
La triunfadora vip	9	
La niña-adolescente	2	
La princesa de los cuentos	5	
La asfixiante	8	
La «enamoradicta»	3	
La heroinómana felpudo	2	
La enfermera salvadora	3	
La leona agresiva	4	
La insaciable amazona	2	

Es importante que identifiques tus síntomas en los diferentes tipos de adictas emocionales. Por ejemplo, en terapia no se trabaja igual un perfil de heroinómana felpudo que el de triunfadora vip.

Paso 2. Construye tu rueda adicta y crea tu perfil

A continuación te muestro el perfil de Mariana, para que lo tengas como ejemplo.

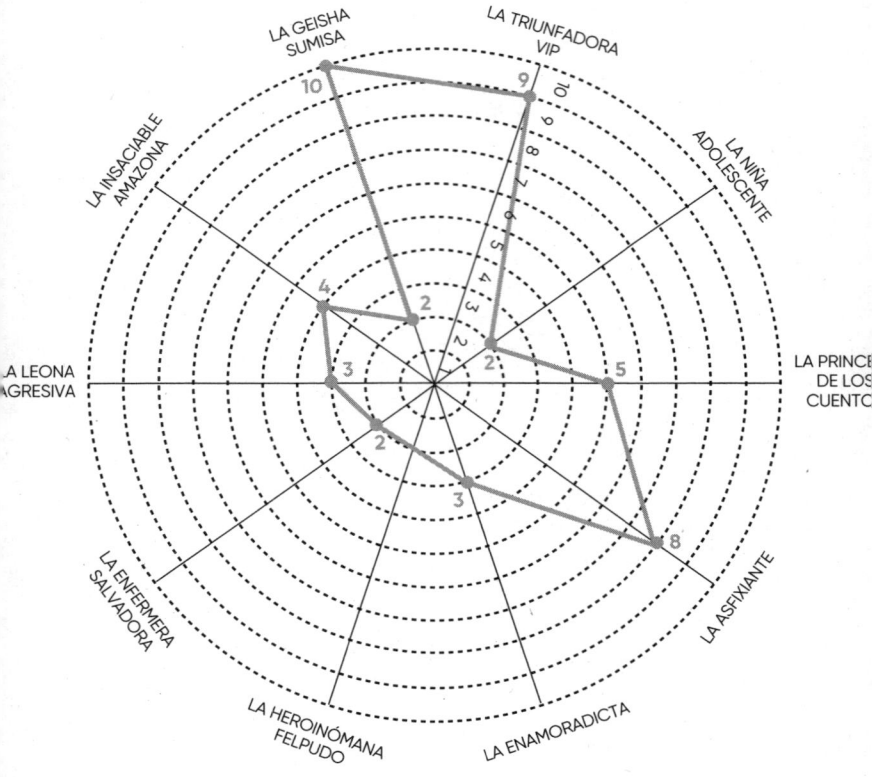

A continuación, construye tu rueda adicta. En cada perfil, marca del 0 al 10 lo que te haya salido y luego une los puntos para ver cómo queda.

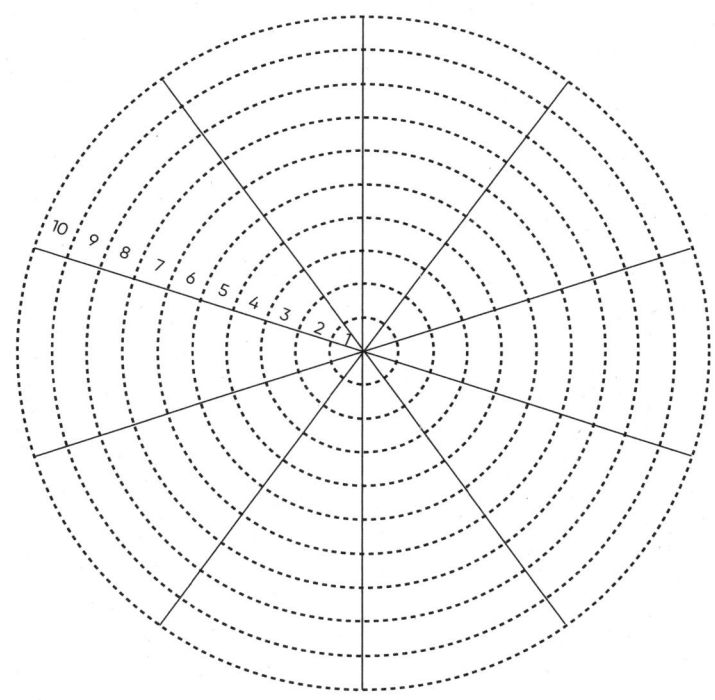

Comparte tu rueda en Instagram con los hashtags #laruedaadicta, #adiccionaungilipollas, #adiccio nemocional o #ladamadehierro. Etiquétame —@psicologa_laraferreiro— o sube una story. ¡Mi querida guerrera, me encantará ver que ya sabes cuál es tu perfil de adicta emocional y cómo te ha quedado el ejercicio!

Cuando termines tu rueda, quiero que contestes a las siguientes preguntas:

1. ¿Qué perfil o perfiles de adictas has puntuado más alto? ¿Por qué crees que es?
2. ¿Qué perfil o perfiles de adictas has puntuado más bajo? ¿Por qué crees que es?
3. ¿Cuáles son los principales miedos que tienes en tus relaciones de pareja?
4. ¿Qué conductas o acciones tóxicas mantienes en tus relaciones de pareja?
5. ¿Qué te gustaría cambiar respecto a ti, a tu relación con los hombres y en tu vida en general?
6. ¿Qué te gustaría cambiar de tu pareja o del gilipollas de turno con el que estás?
7. ¿Cómo te ves dentro de tres meses, de un año y de cinco años respecto a la pareja, con los hombres y con tu vida en general?
8. ¿Qué conclusiones extraes de tu rueda adicta?

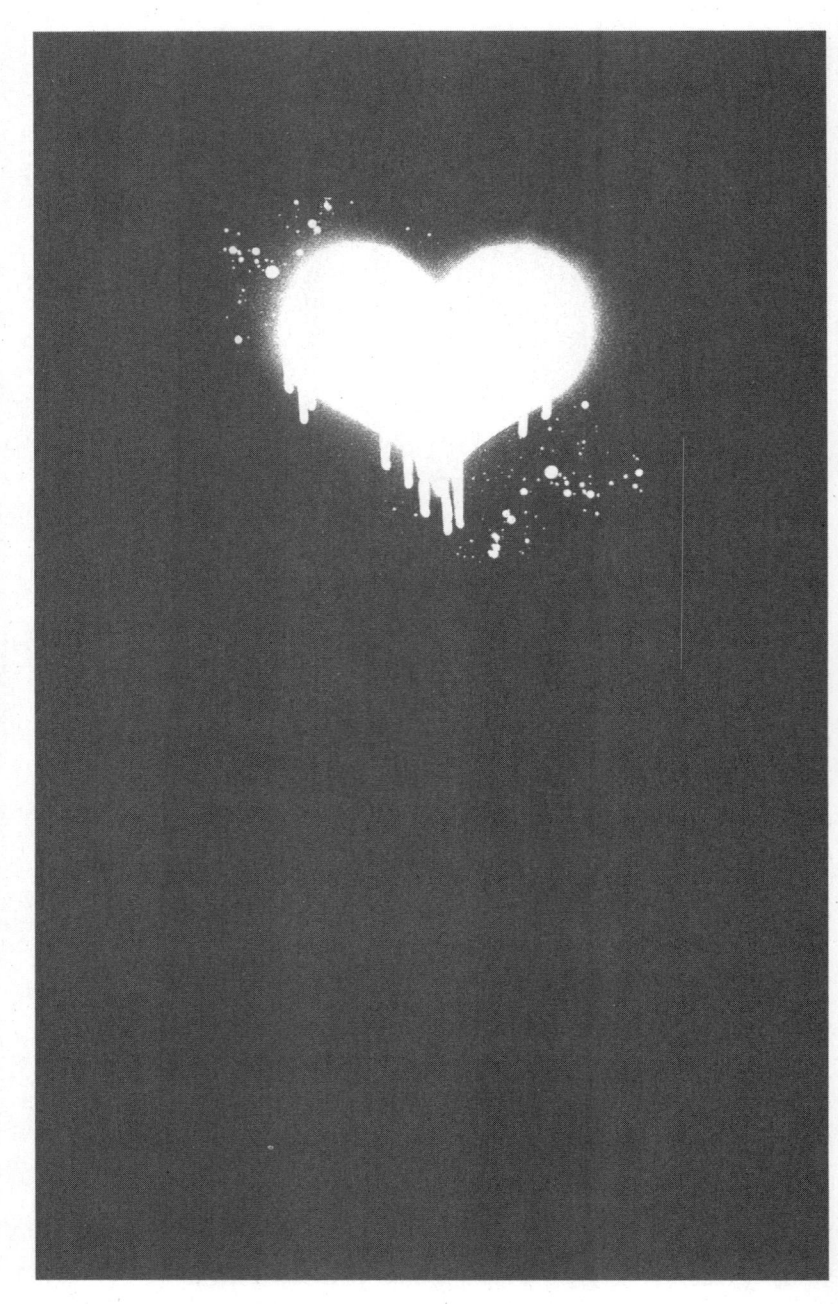

3

PERFILES DE HOMBRES TÓXICOS

El primer paso para desengancharte de un hombre tóxico (yo lo llamo «gilipollas») es aprender a detectarlo. Su juego de seducción es un magistral ejercicio de camuflaje de su verdadera personalidad, nociva y peligrosa. Con el tiempo —a veces demasiado tarde— puedes verte atrapada por un estafador emocional del que solo obtendrás decepción, sufrimiento, dolor, manipulación y desengaño.

Desde el principio, cuando comiences a conocerlo, obsérvalo con atención y haz un buen proceso de selección para decidir qué tipo de persona dejas entrar en tu vida. Si bajas la guardia y se cuela un hombre inadecuado, maquiavélico, inmaduro o perverso, acabarás muy dañada.

Mi propósito en este capítulo es que identifiques cómo te conquista el gilipollas para que sepas frenar el virus que pretende inyectarte. Si te dejas, poco a poco y de forma invisible te inoculará su veneno. Cuando quieras darte cuenta, ya le habrá dado un buen mordisco a tu corazón.

DECÁLOGO COMPORTAMENTAL DE LOS HOMBRES TÓXICOS

Los hombres que te darán muy mala vida suelen repetir diez patrones:

1. Tiene una doble cara: la máscara para conquistarte y su verdadero rostro, el tóxico.
2. Al principio de la relación parece el hombre perfecto.
3. Te vende falsas promesas de amor que nunca llegan a cumplirse.
4. Cada día te da menos a nivel afectivo.
5. Te pasas la mayor parte del tiempo sufriendo por la relación con él. Saca lo peor de ti.
6. Él maneja los tiempos y la continuidad de la relación.
7. Te utiliza e instrumentaliza como si fueras un objeto para conseguir sus fines.
8. No tenéis expectativas parecidas ni los mismos objetivos en la relación.
9. Es un mentiroso compulsivo y falsea la realidad.
10. Utiliza tácticas psicológicas para manipularte y destrozarte.

Es importante que cuando conozcas a un hombre vuelvas a este decálogo y, si se cumple alguno de estos diez puntos, te plantees cortar con él. Si identificas señales de alarma, podría ser el inicio de una relación tóxica y que él esté asomando la patita de lobo con piel de cordero.

TÉCNICAS PSICOLÓGICAS DE MALTRATO EMOCIONAL DE LOS HOMBRES TÓXICOS

Los gilipollas suelen utilizar técnicas de maltrato psicológico. A continuación detallo sus tácticas más habituales. ¡Es fundamental que las identifiques para ser capaz de reconocer que estás permitiendo o has permitido abusos por parte de tu ligue o pareja!

Bombardeo amoroso y sexual. Es una de las claves del enganche emocional a los gilipollas. Al principio de la relación, la mayoría te harán un bombardeo amoroso y sexual que nunca habías vivido para que caigas en sus garras. Pensarás que jamás te han querido de ese modo. El cortejo de esta primera fase pasa por hacerte regalos, prometerte amor eterno, invitarte a planes increíbles y todo lo que esté a su alcance para que caigas rendida a sus pies. Su maquiavélico objetivo es atraparte, para lo cual se pondrá un disfraz, creará un personaje gancho que no es real. Después de un tiempo, cuando hayas caído en su red emocional, aparecerá su verdadera cara. Te torturará, maltratará, denigrará o pasará olímpicamente de ti, y te hará mucho daño.

Oratoria magnética. Los gilipollas son auténticos magos de las palabras, armas de destrucción masiva que usarán para embaucarte. Te seducirá, te cortejará, te engañará y te mentirá, pero te lo creerás todo y acabarás muy confundida. Es importante que te tapes los oídos para no caer en tanta manipulación oral. Observa sus actos: en la conversación, en el cuerpo a cuerpo, siempre intentan ganar la batalla porque son muy ágiles con las respuestas.

Inculpación inversa. Para despistarte, un hombre tóxico te acusa de cosas que en realidad te está haciendo él a ti. Durante las conversaciones, le dará la vuelta a la tortilla para que creas que eres la mala o la disfuncional de la relación. Un gilipollas siente ausencia total de responsabilidad y de culpa, ya que no tiene empatía. Haga lo que haga, siempre lo justificará. Tiene un doble rasero a la hora de medir y cree que está en posesión de la verdad.

Reforzamiento intermitente. El hombre tóxico da una de cal y otra de arena: un día está disponible para ti y quiere seguir contigo, y al otro pretende dejarte o pasa de ti mostrándose frío y distante. Te sientes muy desorientada respecto a lo que quiere. La adicción emocional se mantiene por este tipo de reforzamiento: querrás tu galletita, sus migajas de atención, y esperarás a que él te las dé. Las máquinas tragaperras funcionan con este tipo de reforzamiento, por eso generan adicción a los ludópatas, ya que una vez ganan y otra pierden.

Luz de gas o *gaslighting*. Es una táctica muy habitual de los maltratadores: te hacen pensar que estás loca, que eres una exagerada, que ves situaciones que no son reales y que te inventas cosas para que dudes de ti. El gilipollas te manipula, te hace pensar que ves la realidad distorsionada y que te equivocas. Su intención es invalidar tus sentimientos para que te quedes calladita y así él podrá seguir maltratándote.

Veamos un ejemplo de luz de gas que recibió una de mis pacientes por parte de su pareja. Un día él llegó de trabajar con la camisa manchada de maquillaje. Cuando ella se lo indicó, él respondió de manera agresiva: le dijo que estaba loca y que el supuesto maquillaje era polvo que le había caído de la estantería del trastero. Mi paciente empezó a pensar que estaba desequilibrada y que veía fantasmas donde no los había. Pero estaba claro que era maquillaje por el tipo de mancha, el olor, etc. Seguro que había estado con una mujer, ya que ella le había pillado muchísimas infidelidades previas.

Disonancia cognitiva. Esta incongruencia mental se da como consecuencia de la luz de gas que has visto en el punto anterior. Aparecen dos pensamientos que entran en conflicto, dos ideas incompatibles y opuestas que conviven en tu cabeza. Por ejemplo, «Sin mi pareja, no soy nadie» y «Mi pareja me maltrata». O por un lado él te trata como si fueras la mujer de su vida y se muestra cariñoso y accesible, y, por otro, te denigra, lo que provoca que no sepas cómo es en realidad.

Sufres de disonancia cognitiva si tu círculo te dice que estás con un hombre tóxico y tú, de forma sistemática, rechazas las ideas externas que contradicen la imagen que has creado de él. Tiendes a minimizar, borrar de tu mente o justificar todo lo malo que te hace.

Triangulación amorosa y sexual. Un hombre tóxico suele ser infiel y combina a su pareja o ligue oficial con otras mujeres. Todas las que se acerquen a él acabarán envueltas en un perverso triángulo amoroso.

Si eres la oficial, puede triangularte con su ex, con su amante o con cualquier mujer que le apetezca probar. En muchos casos, cuando él decida que no le interesas (aunque no te lo haya dicho), empezará a triangularte.

Tratamiento de silencio. El manipulador te retira su atención y comunicación, no te habla durante días. Te tortura con su silencio o se limita a responder con monosílabos para reprenderte. Quiere darte a entender que te has portado mal y que mereces que te castigue con su mutismo.

Este tratamiento de silencio es una agresión pasiva en la forma, pero su fondo es muy perverso. Durante días te torturarás pensando qué ha pasado, qué le sucede o, peor aún, qué has hecho mal —nada— para que muestre tanta frialdad. Te manipulará con esta arma y tú tendrás que suplicarle y arrastrarte para que vuelva a conectar emocionalmente contigo.

Indefensión aprendida. Es un estado psicológico que se crea en una adicta emocional después de pasar por una relación con un hombre tóxico. Pensarás que, hagas lo que hagas, nunca podrás desengancharte de él. Ya lo has intentado todo, sin éxito: defenderte, estar con otros o dejar la relación. Sin embargo, al final, siempre vuelves con él.

En este estadio suele aparecer la amnesia perversa, un mecanismo psicológico del cerebro que olvida las partes del trauma, lo malo que hace tu maltratador, y solo recuerda los momentos agradables juntos.

Esta ausencia de memoria te impide ver la realidad tal como es, que identifiques el abuso psicológico y que conectes con tus emociones. Poco a poco, irás borrando de tu mente los hechos dolorosos que él ha provocado.

***Breadcrumbing* o migas de pan.** Tras el bombardeo amoroso inicial, el gilipollas empezará a darte «migajas de pan». Cada vez será menos cariñoso, los mensajes brillarán por su ausencia, te pondrá excusas para no verte e irá espaciando las quedadas y llamadas.

Cuando un hombre tóxico percibe que estás enamorada de él, inicia la Operación autoestima. Donde antes había un potente torrente de agua que salía a raudales de su grifo emocional, ahora solo te ofrecerá una gota y, al cabo del tiempo, otra. Su idea es que poco a poco te conformes con esta miseria, e invertirá en ti lo mínimo que pueda o le dejes. Te hará un trabajo de mantenimiento escaso, y tú ahí, esperando a que te siga dando esas sobras emocionales. Lo que no se coman otras, será para ti. Quiere que seas la presidenta honorífica del Club de las Pringadas. No permitas ese tipo de dinámicas: ¡recoge tu dignidad y sal corriendo a la de ya!

Mensajeo sextualizado. Es el intercambio de mensajes de contenido erótico a través del móvil o de las redes sociales. Solo contactará contigo cuando esté excitado, sin importarle si tú también lo estás. Ni siquiera te lo preguntará; se limitará a pedirte fotos o vídeos pornográficos. Ni se te ocurra mandarlos. Recuerda que todo lo que envías puede reenviarse luego. Algunos hombres tóxicos han acabado colgando este material en páginas de internet a modo de chantaje o venganza por no acceder a sus presiones.

Gatsbying. Es una de las técnicas de ligoteo que emplean los gilipollas. El término se inspira en el protagonista del maravilloso libro *El gran Gatsby*, de F. Scott Fitzgerald, cuando este intentaba llamar la atención de Daisy organizando fiestas ostentosas en su casa.

Si recibes un *gatsbying*, un hombre quiere acaparar tu interés o llamar tu atención de alguna manera. Por ejemplo, si utiliza las redes, puede darte veinte likes seguidos a tus últimas fotos para que te fijes en él. Si piensas que eres especial para él y que solo te lo hace a ti, eres una ingenua. Solo eres una de muchísimas más. Tiene el dedo muy suelto y le encanta seducir a golpe de like, haciendo *scrolling* arriba y abajo.

Si eres de las que ponen fotos o vídeos en las redes sociales para llamar la atención de un hombre, no deberías usar tu energía para maquinar este tipo de estrategias. En lugar de esto, podrías dedicar ese tiempo a mejorar tu amor propio o invertirlo en un hombre que te quiera de verdad.

Catfishing. Un hombre tóxico se crea una identidad falsa en una red social y usa fotos robadas de internet para engañar, extorsionar, acosar, estafar o abusar emocionalmente de una mujer, y establecer una relación de pareja con ella con fines maquiavélicos. En el documental de 2010 *Catfish*, sus directores identificaron a personas que creaban perfiles falsos con motivos perversos y los pillaron gracias a su investigación. El filme señaló este fenómeno y popularizó el término.

Si piensas que no hay más técnicas de manipulación por parte de los gilipollas, ¡TE EQUIVOCAS! Cuando quieran dar por terminada la relación, tampoco lo harán de una manera sana, ni siquiera permitirán que tengas un final digno. La forma de romper será silenciosa y cruel, y eso te generará un gran dolor. ¡Tu gilipollas no te ahorrará ni un segundo de sufrimiento! Sigue leyendo.

Ghosting. Este término proviene de «ghost», «fantasma» en inglés. Tu pareja o ligue te hace *ghosting* si desaparece sin dejar rastro o se esfuma de un día para otro sin darte ningún tipo de explicación. Es el modo más cruel de romper, ya que no puedes cerrar el duelo psicológico porque no sabes lo que le ha pasado, aunque está claro que es un auténtico gilipollas sin empatía que ni siquiera se ha molestado en despedirse de ti.

El término se popularizó cuando la actriz sudafricana Charlize Theron dejó a Sean Penn a lo *ghosting* porque le había sido infiel. Quizá la palabra sea nueva, pero este tipo de rupturas han existido toda la vida. De hecho, frases como «Se fue a por tabaco y nunca más volvió» describen este tipo de conductas. En España también usamos la expresión «hacer una bomba de humo» para referirnos a cuando una persona se va sin mediar palabra.

Zombing. El fantasma que desapareció vuelve como si nada hubiera pasado. Tu hombre tóxico resucita y se comunica contigo de nuevo después de huir a lo *ghosting*.

«El desaparecido» renace y retoma el contacto: te manda un corto y lamentable mensaje por WhatsApp o por las redes sociales para tantear el terreno y ver tu reacción. Si estás cabreada, no validará tus sentimientos; pasará de ti o te dirá que te encanta el drama.

Tu gilipollas merece un Oscar por su versión de *El renacido* —al igual que el que ganó Leo DiCaprio en 2016—, ya que finge interés hacia ti. No te lo creas…

Orbiting. Él desaparece, dejáis de tener contacto por WhatsApp o por teléfono, y ya no quedáis, pero él sigue orbitando por tus redes sociales y te da míseros likes a las fotos que cuelgas. De forma ilusa, piensas que le interesas, cuando en realidad solo quiere marearte o confundirte.

Stalking. Se produce cuando tu exligue o expareja te espía, persigue u hostiga por las redes sociales. Te vigila, puede llegar a ponerte localizadores en el coche, micrófonos o aplicaciones espía en el móvil. Parece el guion de una película, pero puede ocurrir, como les pasó a algunas de mis pacientes.

Si tú eres la que espías, tendrías que plantearte por qué te comportas así y dejar de hacerlo, ya que refuerza tu adicción a él.

Benching. La traducción al español sería «estar en el banquillo». Por lo general, los hombres que hacen *benching* suelen tener pareja o están enredados con otras mujeres, y a ti te dejan calentando en la línea de banda, como si fueras un futbolista suplente. El señor Gili quiere que estés disponible para entrar en el partido cuando él lo decida. Te tiene de repuesto por si le falla alguno de sus fichajes.

Banksying. En una subasta de obras del artista Banksy, una de sus piezas, *Niña con globo*, se autodestruyó justo cuando el martillo de subastas confirmó la compra del cuadro. Traducido a las relaciones de pareja, significa que tu gilipollas planea la ruptura durante meses y piensa hacer trizas la relación, pero en lugar de ser valiente y decírtelo a la cara, un buen día te suelta la bomba y tú te quedas en shock y con cara de póquer, como los asistentes a la subasta.

Cuffing. Se refiere a cuando la persona quiere emparejarse solo durante una temporada del año. Por ejemplo, el señor tóxico solo quiere estar contigo en invierno porque hace mucho frío ahí fuera y te busca para acurrucarse e hibernar a tu lado, pero cuando llega el calorcito te deja porque quiere vivir nuevos romances sin ataduras. Te pedirá un tiempo cuando le vaya bien, por lo general, durante las vacaciones de verano. Quiere irse de viaje con sus amigotes —que quizá son igual de gilipollas que él— para darle a todo lo que se mueve en los festivales veraniegos.

Después de identificar las técnicas psicológicas más comunes que suelen emplear los gilipollas, quiero que estés muy atenta al ranking de los top ten «camellos del amor», los que más droga emocional dan, pero de la mala. El orden es aleatorio, porque todos son igual de necios.

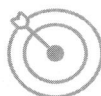

LOS TOP TEN GILIPOLLAS

1. **El metralleta sexual.** «Tengo balas para disparar a todas».
2. **El mamitis.** «En este mundo, la única mujer que merece la pena es la que me parió».
3. **El emparejado.** «No estoy casado, te lo juro por mi esposa».
4. **El fugitivo.** «Juntos, pero separados. Deja de agobiarme, necesito espacio».
5. **El psicópata narcisista.** «Soy un depredador emocional, te maltrataré hasta matarte».
6. **El mareador.** Ni contigo ni sin ti. No se va, pero tampoco está.
7. **El parásito.** «Voy a chuparte la sangre hasta dejarte seca».
8. **El hombre champán.** Mucha espuma y poca fuerza. Ayer eras la mujer de su vida y hoy te deja.
9. **El príncipe desteñido.** Va de príncipe azul y no llega ni a pitufo.
10. **El atormentado.** «Me perturban muchos fantasmas mentales, por eso te hago daño».

Utilizaremos el veneno más eficaz para acabar con esta plaga… Esta fauna es digna de análisis de un ojo experto.

En cada perfil se detalla cómo es ese hombre tóxico gracias a una radiografía que te permitirá detectarlo, cuál es el manual de juego que usa para engancharte y con qué vacunas cuentas para protegerte y no caer en las garras de un gilipollas así.

Léelos uno a uno para identificar al tuyo. Puede tener un perfil puro que coincida con todas las características dadas o una mezcla de varios tipos de gilipollas. Además, también te servirá para reconocer si alguna amiga o persona que conozcas está con uno de ellos. Si es así, pídeles que lean e interioricen este libro.

EL METRALLETA SEXUAL

El primer paso es identificarlo y luego aprender a protegerte de este hombre tóxico.

RADIOGRAFÍA DEL METRALLETA SEXUAL
CÓMO DETECTARLO

* Es promiscuo y un conquistador insaciable. Coge su «metralleta» y dispara a todo lo que se menea.
* Tiene sed de mujeres. Su alimento es la seducción, así que necesita erotizar para sentirse saciado. No se cansa del sexo.

* Es vanidoso, narcisista y se cuida para gustar. Da mucha importancia a la manera de vestir, al cuerpo y al pelo.

* Es inmaduro emocional y fóbico al compromiso.

* No suele ser infiel porque, para ello, tendría que comprometerse con una mujer. Está casado consigo mismo. Si comienzas una relación con él, ¡no podrás entrar en casa por los cuernos que llevarás!

* Respecto al ámbito laboral, hay varias opciones. Es dueño de una gran compañía o un profesional destacado en una empresa. O todo lo contrario, es un vago que vive de las mujeres o del Estado. ¡Claro, con tanto arriba y abajo, no le da la vida para todo!

* Sus amiguitos también son otros metralletas sexuales. Se juntan para salir a cazar y disparar a sus nuevas presas.

* De niño, suele haber tenido falta de afecto por parte de sus padres. Ha copiado el modelo de conducta de su progenitor con las mujeres, pues es otro metralleta sexual, y repite el patrón para honrar a la dinastía familiar.

* Puede tener más testosterona (hormona del deseo que influye en la libido) que otros perfiles de gilipollas. Suele mantener conductas sexuales compulsivas, incluso padece adicción al sexo en algunos casos.

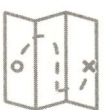

MANUAL DE JUEGO DEL METRALLETA SEXUAL
LAS SIETE FASES PARA MANIPULARTE

1. Inicio: cenas polvete

Utiliza las cenas polvete para aparentar que es un auténtico caballero porque invita él. Piensas que lo hace porque quiere conocerte y le gustas. Si fuera sincero y te comunicase sus intenciones, serías libre de quedarte, pero no es claro contigo, disimula en la cena y luego te lleva a la cama, su verdadero objetivo.

Cuando ya estés enganchada, no volveréis a ir a cenar. Solo te invita al principio para venderte la moto (rota, por cierto). Cuando perfecciona su método, va incluso de tío sensible.

2. Toca tu botón del amor y el del placer

Primero te toca el botón sentimental para que te enamores de él, pero el único que le importa en realidad es el clitoriano. Sabe que, para acceder a tu lado sexual, tiene que conseguir que bajes la guardia y ablandar tu corazón. Se deja la piel por provocarte muchos orgasmos, no tanto porque le importe tu placer, más bien por demostrarse que es muy macho. Muchas veces no lo hace por querer acostarse contigo, sino para corroborar que, si él quiere, le abrirás tu corazón y le ofrecerás intimidad sexual. Aunque va de «rey de las nenas», en el fondo es inseguro.

Después de mantener relaciones sexuales, te dice que se tiene que ir, que hay un asunto urgente que lo requiere (a las tres de la madrugada), como si le hubieran llamado de la NASA para una misión especial secreta. ¡Es sospechoso! No quiere aguantar tu lado emocional ni hacerte la cucharita y fingir interés por ti.

3. Triangulación con otras mujeres

Tú, él y las otras féminas formáis cada uno de los vértices de un triángulo. Una vez estás enganchada —y mientras que, como buen seductor barato, te conquista—, busca otras mujeres a las que atrapar. Cuantos más ligues sexuales tenga, mejor.

4. Mínimo trabajo de mantenimiento

Una vez que ha tocado los dos botones —el afectivo y el sexual—, te ofrece un ridículo trabajo de mantenimiento. Ya no habrá cenas ni planes con él. Os limitaréis a encuentros íntimos y solo quedaréis para eso. En esta fase, te manda mensajes calientes para quedar y obtener su botín.

5. Caza acumulativa

Él sigue buscando nuevas conquistas en su «chorbiagenda» del ligoteo. Tiene muy poca disponibilidad para verte, ya que no da abasto con tantas mujeres a su alrededor. ¿Te contacta entre semana y te avisa para quedar con tiempo o te lo pide en el último minuto? Si no puedes, no te preocupes por él. Seguro que esa noche duerme calentito y llama a la siguiente de su lista de ligues.

6. Final: muerte lenta y *ghosting*

En esta fase ya ni siquiera te llama para el sexo porque tiene nuevas conquistas. Deja morir la relación sin darte explicaciones. Desaparece a lo fantasma, te hace *ghosting* y no sabes nada más de él. Como tiene la empatía de un hongo, no considera que deba justificarse.

7. Resurrección reciclaje-revolcón (a veces)

Si sus nuevas mujeres no pueden quedar o se aburre de ellas, activa su plan de reciclaje para tener algún que otro revolcón contigo. Pero volverá a largarse sin decir adiós.

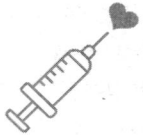

VACUNAS PARA EL METRALLETA SEXUAL

Quiero que aprendas a cuidarte y que no caigas en las garras de un tipo así. Las ideas correctas son las armas más importantes para desenmascarar a un hombre tóxico, seguido de un buen plan de desintoxicación.

- ✓ **Si aún no has pillado que solo quiere sexo y eres de las que no se dan por vencidas «en nombre del amor», ponle límites** y dile: «Esto no va a ningún lado, tenemos intereses opuestos».
- ✓ **Jamás te involucres emocional ni sexualmente con el metralleta sexual.** Muchas mujeres se acaban enganchando al «solo es sexo» con un hombre. Tras la cópula, segregas oxitocina y te encariñas con él. El 99,99 por ciento de las entrevistadas para este libro me han dicho que se sentían fatal después del sexo si él no las llamaba, «usadas como colillas», según sus palabras textuales. ¡Manolete, Manolete, si no sabes torear, pa' qué te metes!
- ✓ **Cancela los planes grupales.** Si te invita a ir con sus

amigos, otros metralletas sexuales, no lo hagas. Solo quiere lucirte como su nuevo trofeo semanal.

✓ **Mata ya las esperanzas de que él va a cambiar.**

✓ **Identifica tus creencias limitantes sobre las relaciones de pareja**, como «Ningún hombre se va a fijar en mí porque soy fea». También puedes pensar que cambiará de opinión, que con tu arte amatoria y buen hacer acabará enamorándose de ti. No es por ti, es por él; no quiere compromiso contigo ni con nadie.

✓ **Trabaja tu autoestima** en vez de seguir perdiendo el tiempo con alguien que no te merece.

✓ **Establece un plan de consumo cero.** Nunca me oirás decir «contacto cero», ya que puedes no contactar con el gilipollas, pero sí pasarte el día consumiendo, viendo sus redes sociales, hablando de él o pensando en él. Esto es muy tóxico porque sigues enganchada.

✓ **Di adiós a un hombre que no se compromete contigo.**

✓ **Bloquéalo en todo.** Debe estar fuera de tu teléfono y de tus redes sociales por pura meritocracia. Si eres insignificante para él, él también debería serlo para ti. ¡Pura reciprocidad!

EL MAMITIS

El segundo diamante en bruto —sobre todo lo piensa su madre— es el mamitis. Madre e hijo son inseparables, y aparece la tercera en discordia. La pareja de este enmadrado pelea duro por ser la número uno en su corazón.

RADIOGRAFÍA DEL MAMITIS
CÓMO DETECTARLO

* Es un inmaduro emocional, tiene miedo a crecer.
* Sus decisiones han de estar respaldadas por la opinión de su madre. Si no coinciden, cambia de idea y acaba haciendo lo que ella dice.
* Ninguna mujer (y conoce a unas cuantas) es tan maravillosa como su madre, ninguna le llega a la suela de los zapatos. La llama varias veces al día y le comenta hasta lo que ha comido.
* Parece como si no hubiera resuelto el complejo de Edipo y siguiera enamorado de su progenitora. Todavía no ha cortado el cordón umbilical (¡y ya va siendo hora!).
* Sus frases empiezan con «Mi madre dice que…».
* En los casos extremos, sigue viviendo con su progenitora y depende económicamente de ella, aunque haya superado la cincuentena.
* Le suelen fallar las relaciones porque es infiel a sus parejas con su madre.
* Puede sufrir problemas sexuales de origen psicológico, como disfunción eréctil. Teme mantener relaciones íntimas con las mujeres. En el caso más severo, sigue siendo virgen.
* Se relaciona con las chicas, aunque sabe que su relación fracasará, y va cambiando de una a otra.
* Autosabotea sus relaciones sentimentales para volver a los brazos de su mamá.

* Le costará mucho dar el paso de irse a vivir contigo, casarse o tener hijos. Si conseguís llegar tan lejos, no será fácil para ti.
* Tiene una admiración desproporcionada hacia su madre y habla demasiado de ella. La ve como su salvadora y una persona maravillosa. El problema reside en que, como adulto, no la ha colocado en un lugar psicológicamente sano, así que el mamitis sigue atrapado en ese pequeño niño-adolescente.
* No pone límites a su madre. No te asustes si aparece de repente por vuestra casa, con llave propia y sin avisar.

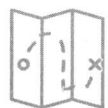

MANUAL DE JUEGO DEL MAMITIS
LAS CUATRO FASES PARA MANIPULARTE

1. Inicio: conquista triangulada

Al principio te idealiza y piensa que eres la definitiva. Sin embargo, siempre seréis tres en vuestra relación: su madre, él y tú. Y ella siempre estará en medio. En esta primera fase empiezas a percibir que tu novio se lleva demasiado bien con su madre, pero intentas relativizarlo, aunque desde el principio hay señales de una posible mamitis.

Tienes que identificar qué tipo de mamitis padece tu pareja: ambivalente o idealizada. En la **mamitis ambivalente**, al principio él renegará de su madre porque tú eres el centro de su vida y atención, pero poco a poco irá emergiendo la mamitis en él. Se caracteriza porque el supuesto hijo predilecto pone verde a su madre sin que ella lo sepa y dice que es una pesada. Aunque la ponga fina, ahí está él para complacerla en todo lo que le pida. Mantiene un doble juego con ella. Se siente culpable si no la llama todos los días, aunque no le apetece hablar con ella.

La segunda es la **mamitis idealizada**. Para él, su madre es la mejor mujer sobre la faz de la Tierra, sobre todo porque lo ha parido. Se cree descendiente de la mismísima pata del Cid, se ve un campeador y campeón en la vida. La madre que lo parió ya se ha encargado de repetirle a diario lo mucho que vale. Este tipo es más difícil de gestionar porque jamás critica el comportamiento invasivo de su madre.

2. Devaluación y comparación con su madre

Con el tiempo, a tu hombre se le pasa el subidón contigo y mentalmente te devalúa. Siempre te compara con su madre y nunca eres tan estupenda como ella. De manera tóxica, intentas competir con tu suegra por el cariño de tu pareja o bien te peleas con él.

Antes de que te líes con alguien y pases a la fase 3, debes saber qué tipo de suegra te espera. Hay tres perfiles: la adorable, la controladora y la bicho-destructiva.

La **suegra adorable** quiere a su nuera, siente como si hubiera ganado una hija. ¡Es como los unicornios, nunca los hemos visto, pero creemos que existen!

La **suegra controladora** tiene dos formas de intentar controlar a su hijo y a su mujer. Una es en plan agresivo: impone su criterio. La identificarás porque también será adivina y «todóloga», pues cree que lo sabe todo. Cada dos por tres te dirá frases como «Te lo dije». Luego está la versión sofisticada, la «mami-suegri»: va de que es tu amiga del alma o tu madre postiza, pero os manipula para hacer lo que ella quiera. En ese caso, tendrás sentimientos encontrados: un día sientes rabia hacia ella y la tirarías por la ventana (en sentido figurado), pero al siguiente, la adoras y os vais juntas de compras.

Y la última, la más tóxica, es la **suegra bicho-destructiva**. Es una *destroyer* de tomo y lomo y no lo disimula. Hay una guerra abierta entre vosotras y ella pelea por el amor de su hijo. Te ve como una amenaza y no permitirá que te lo quedes, ya que piensa que tú también lo manipularás. Eres su competencia, la enemiga que debe batir. Píntate la cara de camuflaje como un soldado, saca la artillería, ¡y que empiece el combate! Emprender una guerra con tu suegra no es recomendable. Te aconsejo que busques métodos más pedagógicos. Algunos hombres se posicionan junto a su madre y, haga lo que haga, la justifican, así que la que saldrá peor parada en este triángulo amoroso serás tú.

3. Mamitis aguda

En esta fase ya no disimula la efervescencia emocional y la devoción que siente hacia su querida madre. Es el gen mamitis a la máxima potencia. Las decisiones de vuestra vida las tomará su madre. En esta etapa hay muchísimas peleas —tú con él o con su madre—, pero ellos nunca discuten, y menos por ti. Eres una recién llegada a la familia, la forastera.

4. Ruptura de la pareja o matrimonio infeliz

Por lo general, el mamitis es el que rompe. Está cansado de que tú, su pareja, le diga lo que tiene que hacer o lo obligue a poner límites a su madre, pues no quiere hacerlo. En cambio, de ella no tiene queja. De golpe y porrazo, la relación se acaba. Las pocas parejas que consiguen llegar al altar esquivando la omnipresencia de la suegra siempre serán tres en su matrimonio, lo que generará un conflicto irresoluble y provocará que todos sean infelices.

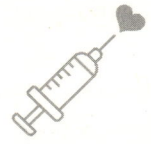

VACUNAS PARA EL MAMITIS

Los mamitis nunca vienen a terapia para resolver este problema porque para ellos no existe. En todo caso, lo tiene su pareja.

- ✓ **Primero, intenta solucionar el problema con él.** Comunícate de forma asertiva y, con mucha paciencia, acordad y negociad lo que vais y no vais a permitirle a su madre.
- ✓ **Aprende a poner límites a tu pareja; él tiene que hacer lo mismo con su madre.**
- ✓ **Iniciad terapia de pareja.** Si no podéis solucionarlo por vosotros mismos, os recomiendo quemar el último cartucho e intentar resolver este triángulo emocional con ayuda. He visto las dos caras de esta moneda: casos con final feliz porque él ha aprendido a poner límites a su madre y ella ha sabido negociar con él, y otros en los que finalmente se ha roto la relación o el matrimonio.
- ✓ **Planifica la ruptura y mantén un consumo cero.** Si lo has intentado todo y ves que no es posible, dile adiós y sigue adelante con tu vida.

Como hemos visto, el mamitis está casado con su madre. Lo que mantiene contigo es un affaire. El siguiente gilipollas de la lista es infiel y también tiene una pareja principal y otra clandestina.

EL EMPAREJADO

Este tipo de gilipollas existe porque hay mujeres que se quieren tan poco que permiten su comportamiento.

RADIOGRAFÍA DEL EMPAREJADO
CÓMO DETECTARLO

* Es un mentiroso patológico y seductor constante. Os engaña a las dos.

* Es narcisista, egocéntrico y engreído. Le importas una mierda, tanto tú como la oficial. Solo se quiere a sí mismo.

* Es maquiavélico y sin empatía. Para mantener encuentros contigo, lo planifica todo al milímetro, pues no quiere que lo descubran.

* Te hace falsas promesas de amor. Es el clásico «Mañana dejo a mi pareja», pero ese día nunca llega.

* Suele hacerse la víctima: su novia/esposa es una bruja malvada que le hace la vida imposible. ¿Por qué no la deja? ¡Será manipulador...!

* Quiere darte pena y que le compres sus mentiras. Por ejemplo, te dice: «Mi mujer sufre de una enfermedad incurable» o «Mi hijo tiene un problema y no puedo dejarlos».

* Afirma que no tiene sexo con su pareja. ¡No te lo creas, suele ser mentira!

* Te utiliza para el sexo o como paño de lágrimas de su frustrante vida.

* Tiene éxito laboral y económico.
* Es un embaucador profesional y un estafador emocional.
* Es infiel. En el fondo, es tan inseguro que necesita que dos mujeres o más lo adulen. En fin…

Una vez identificadas las características generales de este perfil, tienes que saber que hay varios subtipos del emparejado. Reconoce al tuyo:

1. **El emparejado confeso.** Desde el primer momento te confiesa que tiene novia.
2. **El emparejado oculto.** Aunque haya una mujer o una novia, lo niega. ¡Qué miedo dan este tipo de hombres! Tiene la sangre fría de mentirte a la cara, como si fuera un psicópata, pues sabe que no está soltero.
3. **El emparejado con su ex.** De cara a la galería tienes novio, pero en realidad no, porque él sigue emocionalmente ennoviado con su ex y vive obsesionado con ella. No deja de compararte y quiere darte a entender que ella es mejor que tú. Si es tan maravillosa, ¿por qué la dejó, o es que lo dejó ella por gilipollas?
4. **El emparejado de doble tracción.** Esta puñalada doble puede darse cuando estás con pareja y, a su vez, te acuestas con el novio o el marido de otra mujer.

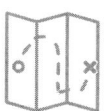

MANUAL DE JUEGO DEL EMPAREJADO
LAS CINCO FASES PARA MANIPULARTE

1. Inicio: falsa amistad

En lugar de resolver la relación actual con su pareja, prefiere buscarse a otra mujer que le entretenga. Ahí apareces tú en escena. Se hará pasar por tu *best friend*, eres su más adorable confidente. Sin darte cuenta, poco a poco irás cayendo en su red emocional. Un día le mirarás con ojos de amor y él se hará el enamorado para acostarse contigo. Si te amase de verdad, dejaría a su mujer.

2. Amigovio amante

Gracias a lo cariñoso que es contigo y a lo gran comunicador que es, os hacéis las confidencias más absolutas. Os convertís en amigovios amantísimos, es decir, ni eres su amiga ni eres su novia, solo su amante, aunque creas que eres las tres cosas a la vez. Eres tan novia de él que cada noche duerme con otra mujer… Se pilla la ironía, espero.

3. Falsísimas promesas de que va a dejar a su pareja

Aparece un intento de dignidad por tu parte y le preguntas cuándo dejará a su pareja. Te promete por sus hijos, que es lo más sagrado que tiene, que la va a abandonar. Te sientas a esperar a que llegue ese día pero él sabe que no lo hará. Mientras aguantes, eso que se lleva para el cuerpo.

4. Mantenimiento eterno

El emparejado podría estar en esta fase de forma definitiva, permanente e infinita. No tiene ningún problema con que esto siga *ad eternum*. El problema es tuyo por no cuidarte y no cortar esa tóxica relación con un hombre que tiene pareja.

5. Ruptura

Según cómo sea la ruptura, se producirá una de estas dos situaciones:

* **Si rompes, no te dejará ir.** Te buscará hasta que te encuentre. Es un perfil que no acepta que lo dejes. Le fastidia no seguir utilizándote.
* **Si rompe él, tiene una nueva amante.** Se ha cansado de tus reclamos y peleas, ya no le parece divertida la situación porque has empezado a exigir. Así que se busca a otra.

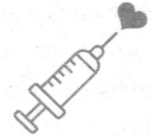

VACUNAS PARA EL EMPAREJADO

✓ **¡Quítate ya la venda de los ojos!** El emparejado solo busca sexo contigo porque se aburre en casa. Quiere sentir el efecto novedad y resulta que has sido la elegida, para tu desgracia. Un hombre enamorado deja a su esposa, no le para nadie para estar contigo, por muchos hijos que tenga. El emparejado solo se quiere a sí mismo, ni a su mujer ni a ti. Si él está en un mal momento con su pareja, que primero lo deje con ella.

✓ **Trabaja tu autoestima y tus creencias sobre el amor y las relaciones de pareja.** Si estás con el emparejado, tu autoestima está en mínimos históricos. Por favor, llama a un profesional para empezar terapia. JAMÁS HABRÍA QUE PERMITIR SER LA OTRA, LA INVISIBLE. Esto no habla solo de él, sino también de ti, de cómo llegaste a engancharte a alguien así. Si tan enamorado está de ti como dice, debería hacer las cosas bien y romper con su pareja actual antes de empezar con una nueva: ¡TÚ! No hay derecho a que un hombre engañe a las dos de esa manera tan cruel, perversa y premeditada. Habiendo hombres solteros, atractivos, cariñosos y dispuestos a conocerte, te recomiendo que no vivas esa película de terror. Algunas mujeres me han dicho que prefieren ser la otra o la amante, así ya no pueden engañarlas. Si tienes un trauma porque tu expareja te engañó, esta no es la vía para solucionar tus problemas.

✓ **También te engañará a ti, como le hizo a su novia.** Tiene esa conducta aprendida y con el tiempo la repetirá.

✓ **Consumo cero y bloqueo absoluto. Saca tu orgullo, apela a tu dignidad, hazte valer y mándale lejos.** Nunca deberías estar con un hombre que ha engañado a su pareja contigo. ¡Es muy probable que también te sea infiel! Hagan sus apuestas, señoras.

✓ **Hay que cortar radicalmente con este tipo de gilipollas, no hay medias tintas.** Si es tu compañero de trabajo (lo que es bastante habitual), si puedes, cambia de empresa. Estos perfiles no te sueltan salvo que tengan una nueva amante. Qué irónico: el que tiene pareja te engaña con otra cuando se supone que tú eras la otra. Pero ¿cuántas mujeres puede llegar a tener este hombre al mismo tiempo? ¿En qué situación te quedarías? ¿Serías la otra (la segundona amante) de la otra (nueva amante) de la otra (su mujer)? ¡Qué lío!

✓ **¡Confía en las estadísticas!** Los estudios concluyen que solo el 3 por ciento de los hombres deja a su mujer o a su pareja por su amante.[4] Tus probabilidades de llevarte esta joyita a casa son… CASI NINGUNA. Mejor ponte a jugar a la Bonoloto o al Euromillones, a ver si tienes más suerte. ¡Es más probable que ganes a la lotería que el que tu gilipollas deje a su pareja!

EL FUGITIVO

Este hombre tóxico es fácil de identificar porque nunca está. No lo encuentras ni con ayuda de la Interpol.

**RADIOGRAFÍA DEL FUGITIVO
CÓMO DETECTARLO**

✱ Suele ser el eterno soltero.
✱ Para él, enamorarse amenaza su libertad y le genera angustia, aunque no lo aparente.

---

4. Levine, Amir y Rachel Heller, *Maneras de amar. La nueva ciencia del apego adulto y cómo puede ayudarte a encontrar el amor… y conservarlo*, Madrid, Urano, 2016.

* Es un hombre con apego evitativo que tiene una gran desconexión con sus emociones. Tiende a racionalizar el amor, no a sentirlo.

* Es un lobo solitario. Prefiere las actividades individuales a las que se hacen en grupo. No confía en los demás ni busca la intimidad con nadie.

* Es muy racional, frío y categórico. No es cariñoso al hablar ni al acariciarte. Su modelo ideal sería la pareja isla que vimos en el capítulo 1, en la que cada uno va por su lado.

* Cuando tiene que dar un paso en la relación, como iros a vivir juntos, comprar una casa, casaros o tener hijos, dice que no está preparado. Se inventa excusas o provoca grandes discusiones para que saltes y te acaba echando por cara que no puede estar con una mujer así.

* No te suele decir que te quiere ni lo guapa que estás. Si es tu ligue, casi nunca te llama o deja tus wasaps en visto. Solo se comunica cuando quiere quedar contigo.

* No te cuenta casi nada sobre su pasado. Es una persona muy hermética.

* Sus relaciones con las mujeres suelen ser de corta duración.

* No es una persona pasional o sexual.

* No quiere que te quedes en su casa más de un día o dos. Si vivís juntos, tiene su propio despacho, donde se aísla y ve las series solo.

* No ha recibido cariño en la infancia o no mantiene una buena relación con su madre.

* Es autosuficiente. Se quiere por encima de cualquier cosa o persona.

* Es alérgico al compromiso. Huye de toda presión o conversación en la que tenga que hablar de sus sentimientos.

* Las estrategias del fugitivo para evitar un compromiso contigo serán criticarte, fijarse en tus imperfecciones, seguir pensando en su ex o flirtear con otras mujeres (de forma online o presencial) para crearte inseguridad. Muchas veces su intención inmediata no es serte infiel porque tiene menos deseo sexual que otros gilipollas.

* Establece relaciones con mujeres si sabe que no tienen futuro: la persona está casada, emparejada o vive en la otra punta del mundo.

* Es el típico gilipollas que te deja plantada en el altar porque le ha entrado un ataque de pánico: tú, vestida de blanco delante de todos los invitados, y él no se presenta.

¿Has estado alguna vez con un fugitivo? Si es así, seguro que te suenan las etapas que utiliza este gilipollas para manipular a una mujer.

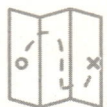

MANUAL DE JUEGO DEL FUGITIVO
LAS SEIS FASES PARA MANIPULARTE

1. Inicio: jeroglíficos emocionales

Los jeroglíficos son esos dibujos que se utilizaban en el antiguo Egipto como signos escritos para comunicarse. Desde el principio, el fugitivo te envía jeroglíficos, señales confusas que tienes que interpretar como interés. No te deja claros sus sentimientos o el grado de compromiso que tiene o quiere tener contigo.

2. Crisis de agobio

Cuando te acercas a él, se agobia. Te dice que eres pesada, sensiblera o demasiado intensa. Invalida tus sentimientos, no los tiene en cuenta o los desprecia. No capta tus necesidades e idealiza las relaciones de pareja. Es como si fueras poco para él. Va buscando un alma gemela que no existe como mecanismo evitativo por su fobia al compromiso.

3. Alejamiento: gilipollas a la fuga

Una vez superada la fase del agobio, se aleja de ti cuando todo va muy bien o estáis más conectados que nunca (no te escribe ni te llama días después de una maravillosa cita romántica, un plan ideal o un fabuloso viaje juntos). Puede que te ponga excusas para no quedar o tarde mucho en contestar a tus mensajes.

4. Vuelve, pero para irse de nuevo

Cuando sale de la cueva en la que ha estado hibernando, contacta contigo. Aparece como si nada y te escribe para verte, ya que se le ha pasado la sensación de sentirse invadido.

5. Persecución y distanciamiento

Cuando volváis a acercaros o haya un reclamo por tu parte, aparecerá de nuevo el famoso baile o danza entre la adicta emocional y el fugitivo. Es una combinación clásica y superfrecuente en la pareja: no suelen ser felices juntos, pero se atraen como imanes. Protagonizan un bucle infinito de idas y venidas. Ella lo persigue, él se aleja, ella va tras él y él huye más lejos aún.

6. Ruptura fugitiva

Suele cortar la relación porque se satura. En muchos casos, volverá a buscarte. Si llega a su límite de tolerancia, o lo que obtiene de ti es menos que las ventajas que recibe de la relación, no vuelve y se busca a otra.

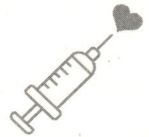

VACUNAS PARA EL FUGITIVO

✓ **Pregúntale qué lugar ocupas en su vida y qué prioridades tiene.**

✓ **Pon límite a sus desapariciones** desde la comunicación tranquila y eficaz, expresando tus necesidades. Nunca corras tras él: te puede morder, y acabarás lastimada.

✓ **Plantéale iniciar terapia de pareja o individual.** Los fugitivos no suelen ir a terapia por iniciativa propia. En algunos casos, tendrás que arrastrarlo.

✓ **Piensa si quieres una relación de pareja así.** Una vez que has quemado todos los cartuchos (con propuesta de terapia incluida), tienes que saber que el fugitivo te propone una relación juntos pero separados, un tipo de compromiso que no satisface a nadie. Te pondrá barreras constantemente para que no te acerques a él. Es agotador, como si tuvieras que participar en una carrera de obstáculos permanente. Plantéate si quieres estar con alguien así.

✓ **Confía en las estadísticas.** Los fugitivos tienen más probabilidades de divorciarse y superan antes las rupturas. Reprimen sus sentimientos amorosos, por lo que olvidan a sus parejas con rapidez y vuelven a salir con otra mujer casi de inmediato (otra adicta emocional, porque las que se quieren pasan de este perfil).

✓ **Rompe con él, hazle un buen bloqueo de todo y sigue a rajatabla el consumo cero.**

EL PSICÓPATA NARCISISTA

Este perfil al principio suele ser indetectable. Es de gran peligrosidad, te depreda desde la mente hasta el alma sin apenas enterarte. La mayoría de las personas creen erróneamente que los psicópatas solo son asesinos peligrosísimos, como Hannibal Lecter en la película *El silencio de los corderos*. Pues no es así. Algunos hombres son depredadores emocionales, aunque su método a la hora de actuar es sofisticado, indetectable y de guante blanco. A estos se los conoce como «psicópatas integrados». No derraman ni una gota de sangre porque no te matan con un cuchillo como lo haría un asesino ni cometen delitos penados con cárcel, pero, de forma silenciosa, te van destruyendo hasta que no queda nada de lo que eras y te matan en vida.

Los psicópatas integrados actúan en muchos ámbitos, no solo con su pareja. También los encontramos en el mundo laboral, donde se comportan como auténticos tiburones directivos y maltratadores psicológicos que destruyen a sus compañeros o empleados. Con su pareja, pueden ser abusadores domésticos tanto a nivel psicológico como físico. Se calcula que cada psicópata narcisista integrado (no criminal) tendrá unas sesenta víctimas a lo largo de su vida y que conseguirá su destrucción emocional o física en diferentes grados.

Su presa no es solo la mujer que comparte su vida sentimental con él, sino también sus hijos, sus padres, sus familiares o cualquier persona que, por desgracia, se cruce en su camino.

RADIOGRAFÍA DEL PSICÓPATA NARCISISTA
CÓMO DETECTARLO

* Es un mentiroso compulsivo. El engaño es su forma de vida, miente por todo. Crea nuevas trolas para tapar las primeras.

* Tiene una grandísima capacidad para manipularte. Al final acabas confundida y pides perdón sin saber muy bien por qué.

* Te oculta información sobre él o sobre su vida, y en su conversación hay lagunas que no entiendes.

* Tiene un encanto superficial, simpatía arrolladora y magnetismo emocional y sexual. Su habilidad es el don de gentes. La imagen que proyecta puede ser la de una persona modélica o intachable, cuando en realidad no lo es.

* Es arrogante, orgulloso, soberbio y dominante. Si no se sale con la suya, muestra ira y agresividad.

* Es incapaz de comprender tus emociones o cómo te sientes. Tiene total ausencia de empatía hacia ti.

* Tiene dos caras, es un Dr. Jekyll y Mr. Hyde. Puede ser cariñoso y encantador y, al poco tiempo, mostrar una mirada fría, vacía y sin alma.

* Suelta lágrimas de cocodrilo y monta escenas teatrales cuando le pillas en alguna mentira. Llora falsamente, hace grandes aspavientos con las manos y eleva la voz.

* Puede pisar a cualquiera con tal alcanzar sus objetivos. «El fin justifica los medios».

* A nivel laboral, suele tener éxito. Consigue lo que quiere, ya que es un trepa social, y utiliza toda su inteligencia para beneficiarse.

* Es narcisista. Solo le importan sus intereses, aficiones y entorno. No te deja elegir plan porque él siempre sabe lo que necesitas.

* De forma deliberada, despierta tus celos para que vayas detrás de él y sientas que él es el premio. Y tú eres la mujer más afortunada del mundo por poder estar a su lado. Incluso se dice piropos a sí mismo.

* Te critica o te dice que eres estúpida, fea, tonta y corta.

* No confía en nadie. Percibe a los demás como rivales, malas personas, seres hostiles que hay que eliminar.

* No le importan las normas morales o sociales. Funciona a corto plazo, no se priva de lo que le apetece en ese momento, ya sea conducir a doscientos kilómetros por hora, tomar cocaína o drogas, emborracharse o poner los cuernos. Lo quiere todo rápido. Tiene baja tolerancia a la frustración.

* Todas sus exparejas están locas o son muy malas personas. Te vende una película de terror de lo que ellas le han hecho pasar. Todo lo que te diga de ellas, lo dirá de ti en un futuro.

* Es un vampiro emocional, se alimenta de depredar a los demás (y a ti).

* No te suele soltar, o vuelve si te ha dejado.

El funcionamiento del cerebro de un psicópata narcisista es distinto al de un hombre bueno y sano que te trata bien. Su mente es incurable. Nunca cambia. Siempre te maltratará, y las infidelidades jamás cesarán. La mayoría de ellos son infieles crónicos patológicos.

Tienen menos materia gris en determinadas áreas de la corteza prefrontal, así que no pueden sentir culpa, vergüenza, empatía ni razonamiento moral. No sienten que estén haciendo algo malo; su narcisismo y egoísmo lo justifica.

También se han encontrado alteraciones en el giro cingulado de su cerebro. Esta parte se encarga del aprendizaje mediante recompensas y castigos. Por eso los psicópatas criminales están en la cárcel veinte años, salen, y en unos meses vuelven a cometer un crimen. No pueden aprender ni controlar sus impulsos.

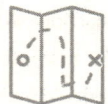

MANUAL DE JUEGO DEL PSICÓPATA NARCISISTA
LAS SEIS FASES PARA MANIPULARTE

Si las características del psicópata narcisista son para salir corriendo,[5] su magistralmente trazado manual de juego hace que caigas en su red. ¡Es un auténtico seductor profesional!

1. Inicio: bombardeo amoroso

Al principio te bombardea con muchísimas frases bonitas, palabras de amor constantes, regalos que sabe que te encantan y monta los planes que siempre has soñado (como hemos visto en las técnicas de manipulación psicológica al principio de este capítulo).

---

5. Piñuel, Iñaki, *Amor zero. Cómo sobrevivir a los amores con psicópatas*, Madrid, La Esfera de los Libros, 2016.

2. Clonación y «almagemelización»

El psicópata narcisista te hace pensar que es una persona maravillosa e idéntica a ti. Utiliza toda la información que ha recogido en la fase 1 para hacer ver que es un clon tuyo y que te comprende a un nivel muy profundo. Tienes una conexión mental y emocional con él que nunca habías sentido. Esto hace que te relajes pensando que por fin puedes ser tú misma con un hombre. Crees que es todo lo que siempre quisiste.

3. Ceguera amorosa

Idealizas al psicópata narcisista y te vuelves sorda y ciega: no oyes lo malo que te dicen tus amigos de él ni quieres ver la realidad de los hechos, solo recuerdas los momentos buenos que has pasado a su lado. Compartes con él todos tus secretos e intimidades, pero tienes que saber que luego los usará como una baza estratégica para manipularte y ganar las discusiones. Aquí nace el peligroso vínculo psicopático perverso: tienes una sensación errónea porque la oxitocina, la hormona del amor, borra los malos recuerdos y actúa como un anestésico natural. En esta fase ya has caído en su red emocional. Eres un títere que puede usar a su antojo.

4. Devaluación

Te denigra para autoconvencerse de que ya no vales la pena. Te critica (cómo eres, tu trabajo, tu cuerpo, tu economía, tus amigos, tu familia o todo lo que te represente) y te agrede verbal o físicamente. Te hará mucha luz de gas, te hará creer que estás loca y que eres inestable o paranoica por sospechar de él.

5. Triangulación amorosa y sexual

Él ya está emigrando emocional o sexualmente hacia otra mujer.

Sus viajes, sus periodos de silencio, su frialdad pasmosa, sus excusas, sus ausencias y lo ocupado que está es porque en realidad ese tiempo lo invierte en la otra. En esta fase del abandono emocional o físico por su parte ya no te dice nada bonito, no te hace regalos ni pasa tiempo contigo. Si quieres que vuelva el hombre de la fase 1, espera sentada. Según cómo sea tu psicópata, puede ser infiel crónico o dejarte. En el primer caso, si sigues con él te engañará hasta el final de tus días, aunque nunca lo reconocerá. En el segundo, cuando encuentre a otra víctima, te dejará.

6. Ruptura cruel

El psicópata narcisista no siempre deja a sus parejas, solo es la alternativa a las infidelidades. Si rompe contigo lo hará sin anestesia, de un día para otro. Será un shock para ti: ayer te decía que te quería y hoy *bye, bye*, así, sin más dilaciones.

Al psicópata narcisista no le cuesta dejarte tirada, ni engañarte ni salir de tu vida sin remordimientos; nunca te ha querido, solo se quiere a sí mismo. Te ha utilizado como objeto e instrumento para sus intereses (distracción, entretenimiento, estatus social o económico o algún otro tipo de beneficio). Nunca se ha involucrado contigo a nivel sentimental. Todo ha sido falso, ya que, como hemos visto, su cerebro está modificado. Nunca permitirá que lo dejes. «¿Quién eres tú para dejar a un crack como yo?», pensará el muy… narcisista. Si no le funciona con las otras, volverá a tu lado para seguir maltratándote (si le dejas) hasta que él quiera. Aprende a cuidarte para no caer en un perfil así.

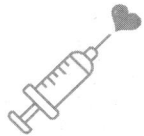

VACUNAS PARA EL PSICÓPATA NARCISISTA

✓ **Convéncete de que jamás cambia, no tiene cura**, remedio ni tratamiento. Robert Hare, el mayor experto del mundo en este perfil, después de haber estudiado a los psicópatas narcisistas durante más de treinta años, concluyó que nunca cambian.[6] De hecho, no hago terapia con este perfil porque le estaría ofreciendo más herramientas para maltratar y dañar a las personas.

✓ **Sal corriendo, bloquéalo y mantén un consumo cero.** La persona con la que salías jamás existió ni existirá. Tus sentimientos eran reales, pero hacia su compensatoria fachada narcisista. Él creó una máscara, desarrolló una personalidad formada por tus anhelos, vacíos existenciales, sueños, esperanzas, expectativas y heridas. Tu gilipollas es un fraude emocional. Tuviste una relación unilateral porque el hombre con el que dormías cada noche no era real. Si ya conoces el funcionamiento mental de este perfil, debes saber que su talón de Aquiles es que lo ignores. Su ego inflado no lo puede soportar, así que te recomiendo que mantengas un consumo cero, no vuelvas a verlo y cortes toda comunicación con él.

---

6. Hare, Robert D., *Sin conciencia. El inquietante mundo de los psicópatas que nos rodea*, Barcelona, Paidós, 2003.

EL MAREADOR

El sexto perfil es un maestro en no ser claro con lo que quiere contigo. Parece que no tiene un objetivo concreto, pero sí: marearte, que viene a ser lo mismo que nada. Lo hace porque le parece divertido vacilarte o se aburre mucho.

RADIOGRAFÍA DEL MAREADOR
CÓMO DETECTARLO

* Es un jeta, egocéntrico, narcisista, caprichoso, inmaduro o cruel.
* Este personaje es mentiroso y descarado, el rey del mareo. No lo disimula, y tú se lo permites.
* Tiene un interés repentino en quedar contigo, pero desaparece al día siguiente.
* Te cancela vuestra cita en el último momento. Es un gilipollas que hace y deshace a su antojo. Te manda un mensaje y, si le respondes (lo que hace la gente normal), ya no te contesta más.
* Tiene comportamientos ambivalentes contigo: un día le encantas y lo quiere todo contigo y al día siguiente es como si no te conociera.
* No sabes si le gustas o no, dudas sobre lo que él siente por ti.
* Se aleja de ti si te muestras cariñosa o disponible para él.

* Te utiliza para el sexo o para pasar el tiempo, no se compromete contigo.
* Si te cansas de sus mareos y lo ignoras, te reprocha que te nota fría y distante. No empatiza con tu dolor.
* Te hace un refuerzo ambivalente, como las tragaperras de los bares: un día te cae «una moneda» (se muestra accesible) y al otro no te da nada. De ese modo, esperas ansiosa a que vuelva a darte tu «galletita». Este tipo de refuerzo te puede generar un grandísimo enganche a él, al igual que los ludópatas no pueden dejar el juego.
* No te dice que no quiera seguir contigo o avanzar en la relación, sino que te da largas.
* No te pregunta nada de tu vida ni te habla de la suya.
* Te dice «pedazo de tetas» o «¡Qué culo tienes!» durante el sexo, y lo considera un piropazo.

Existen cinco estilos de mareadores:

1. **El mareador comprometido.** Sois pareja, pero él no sabe si quiere dar un paso más en la relación: iros a vivir juntos, casaros o tener descendencia.
2. **El mareador víctima.** Te dice que te echa de menos, que quiere verte, pero siempre cancela los planes en el último momento porque le pasa algo trágico (que suele ser mentira o una excusa). Te manipula a través de la pena y la culpa. En el fondo se ríe de ti porque piensa que eres una pardilla. ¡Vaya bolas te tragas!
3. **El mareador reciclado.** Es el típico ex (ligue, rollo, pareja o antiguo amor de verano) que te escribe para tantear con cualquier coartada de medio pelo.

4. **El mareador resucitado.** Es alguien con quien solías quedar cada semana. Un día dejó de llamarte o de contestarte a los mensajes. Me parece muy cruel… Es como si hubiera muerto y al cabo del tiempo vuelve a escribirte como si nada hubiera pasado.

5. **El mareador online.** Lo has conocido por una aplicación de citas. Habláis por teléfono o por WhatsApp a diario, es como si fuera tu novio, pero nunca puede quedar. ¿El motivo? Que tenga pareja o que sea un perfil falso y no quiera que descubras su verdadera identidad. Este gilipollas suele tener una novia con la que hace vida normal, pero la engaña emocional y mentalmente contigo. Eres su otra novia o amante virtual. Si vivís en la misma ciudad, te irá poniendo excusas para no quedar, como te explico a continuación.

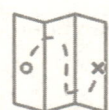

MANUAL DE JUEGO DEL MAREADOR
LAS CUATRO FASES PARA MANIPULARTE

1. Disponibilidad

Las primeras semanas se muestra disponible y parece encantador. Según cómo sea de intensito, te bombardea a mensajes, te contesta al momento, te llama y quiere quedar muy a menudo, pero solo será durante esta fase. Primero endulza tus oídos y luego te marea. Comienza de una forma romántica y agradable, y así pasa desapercibido para tu radar antigilipollas.

2. Mareo

Una vez que te has abierto emocional y sexualmente a él, empieza esta segunda fase. No te escribe por iniciativa propia, sino que se limita a contestarte después de unas horas o al día siguiente (vamos, que pasa de ti). Se inventa todo tipo de pretextos, falsas promesas y mentiras para no verte o aplazar la quedada. Nunca te comunica sus verdaderas intenciones porque no tiene el valor necesario ni quiere hacerlo. Si es claro contigo, no podrá utilizarte para sus caprichos.

3. Desaparición

Cuando ya se ha acostado o ha quedado contigo durante un tiempo, pasa a la fase de «se fue a por tabaco y no volvió». No sabes nada de él, no te contesta a los mensajes ni te devuelve las llamadas. Tienes que asumir que es un mareador y que no vais a volver a quedar. Es muy cruel que desaparezca a lo *ghosting* porque no te da explicaciones de ningún tipo.

4. Resurrección

Al cabo de días, semanas, meses o años, vuelve a aparecer. Suele hacerse el despistado, como si nada hubiera ocurrido, y te manda un mensaje-tanteo para ver tu reacción. Si crees que ha cambiado, no es así, solo sigue el patrón que conoce. Al principio retoma la fase 1, disponible poco tiempo, para seguir hasta la fase 2 y después desaparece de nuevo, y así por los siglos de los siglos.

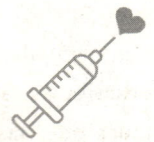

VACUNAS PARA EL MAREADOR

✓ **Pon límites a su abuso emocional.** Si aún no has cortado con él, hazle saber que está jugando sucio contigo. Quizá se ponga a la defensiva o se haga el indignado u ofendido (según se levante ese día). También te puede decir que ya sabías lo que había. En cualquier caso, no respeta tus límites. Si le dices que no vuelva a contactar contigo, no te hará ni caso. En cuanto al gilipollas le plazca, aparecerá de nuevo, a veces con mensajes tan lamentables como «Hola» o un emoji, ya que no se molesta en currárselo ni en darte explicaciones por su desaparición.

✓ **Racionaliza su falta de interés hacia ti.** Ten claro que darle un mísero like a algunas de tus fotos (conociéndolo, serán las que salgas en biquini) no es pedirte matrimonio. No interpretes sus «me gusta» como señal de que quiere volver contigo o de que aún lo atraes. Cuando a un hombre le interesas de verdad, te llama para quedar y te cuida porque no quiere perderte. ¿En serio te vienes arriba por un like? A veces doy a «me gusta» en las fotos de los demás sin querer, imagínate.

✓ **No intentes saber por qué se esfumó.** Si ha desaparecido, ¡a otra cosa, mariposa! No has hecho nada malo como para que se largue sin más, salvo fijarte en alguien así. Cuando te contacte, quizá quiera marearte porque se aburre, busque sexo o pretenda engordar su ego sabiendo que le vas detrás.

✓ **Bloquéalo en todas partes, mantén un consumo cero y sigue adelante sin él.** El antídoto más potente para el mareador es el bloqueo absoluto. Este gilipollas va dejando víctimas a su paso, y no tienes que darle permiso para que te vuelva a liar. Eres un juego, mi querida yonqui del amor. Repite conmigo: «ESTÁ JUGANDO CONTIGO». Cuando un hombre te quiere, te lo demuestra con hechos y te hace sentir bien, no te genera esa incertidumbre por si lo verás o le ha pasado algo.

✓ **Cuando vuelva a contactar contigo, no le contestes.** Si lo haces, no te respetas. No entres en su lamentable coqueteo. El juego del mareador es perverso y agotador porque no te permite pasar página. Nunca se comprometerá porque no quiere nada serio. ¡ESPABILA! La responsabilidad es solo tuya, permites que te haga daño.

EL PARÁSITO

Esta garrapata emocional te utilizará hasta que te saque todo lo que pueda. ¡Allá voy con sus características!

RADIOGRAFÍA DEL PARÁSITO
CÓMO DETECTARLO

* Quiere robarte todo lo que es importante para ti: fuerza emocional, dinero, tiempo…

* Siempre usa el plural. Por ejemplo, dice «Es nuestro dinero», aunque no ha ingresado ni un euro en la cuenta común, o habla de «nuestros amigos» cuando en realidad son los tuyos de toda la vida y en algún momento se los presentaste.

* Suele estar en paro o desocupado. ¡Qué casualidad que nunca encuentre trabajo o ponga pegas a todos! Para él, es más cómodo vivir de ti.

* Las conductas parasitarias también incluyen las tareas cotidianas. El pobrecito vago no puede hacer nada por su cuenta: no pone ni una lavadora ni tampoco va a la compra. Algunos parásitos más intensos querrán hacerlo todo contigo para controlarte.

* No suele tener muchos amigos ni es muy sociable. De vez en cuando ve a sus familiares, pero casi por obligación.

* Lo pagas todo, es un mantenido. No le da la gana de trabajar, a pesar de que tiene dos manos y dos piernas, y goza de buena salud.

* Es un vividor aprovechado. Lo mantenían sus padres hasta que te conoció, y luego vivirá de sus hijos.

* Solo busca gratificaciones a corto plazo, no quiere esforzarse jamás.

* Se hace lo que él quiere y siempre gana. Tu única ganancia

es una supuesta compañía parasitaria. Unos parásitos son cariñosos y otros, ariscos.

* No tiene empatía real. No le importan tus sentimientos ni cómo te hace sentir su conducta chupóptera.

* Sus intereses son bastante básicos. Se limita a estar en casa. Para entretenerse, ve series y películas, juega a algún juego online, a la PlayStation, etc.

* Cree que los que te rodean son parásitos como él. Te puede decir frases del tipo: «Tu familia o tus amigos se aprovechan de ti». Este mecanismo aparta el foco de él, lo pone en los demás para desviar la atención y así, de paso, te aísla poco a poco.

* Prefieren estar solos que con gente.

* El parásito clásico tiene dos caras: la víctima (que te manipula a través de la pena) y su verdadero ser, el trepa.

Aparte del parásito clásico que he descrito, hay otros cinco subtipos de este gilipollas:

1. **El parásito económico en casa.** Es tu pareja, vive en tu casa gracias a tu esfuerzo.

2. **El parásito económico online.** Lo has conocido por las redes y te ha hecho creer que es tu supuesto novio. De repente, un día te pide que le mandes dinero porque no tiene o te cuenta historias tristes para sacarte todo lo que pueda. Este tipo suele tener varias mujeres que lo mantienen, y así crea una estafa piramidal del amor. Muchas veces son perfiles falsos.

3. **El parásito poderoso.** Tiene dinero, pero es muy ambicioso y para él nunca es suficiente. Si maquiavélicamente te

conviertes en su elegida, es porque quiere acceder a tus contactos y acompañarte a los eventos sociales, familiares y culturales que tengas.

4. **El parásito escaparate.** Solo está contigo por tu físico, porque le pareces un pibón. Eso es lo que piensa su mente superficial, por no decir otra cosa.

5. **El parásito orgásmico.** Hay una clara diferencia con el metralleta sexual, que no se compromete jamás. El parásito orgásmico forma una relación de pareja contigo, pero su único objetivo es que le ofrezcas sexo y, de paso, le distraigas. Los de esta clase disimulan muy bien: cuando se acaba el enamoramiento y los fuegos artificiales del principio, se van a parasitar a otra. Como mucho, estas parejas suelen durar uno o dos años.

¡Qué curioso! He abierto la ventana del despacho para ventilar mientras escribía este perfil y ¿te puedes creer que ha entrado un mosquito cojonero que no para de revolotear por mi cabeza? Nunca se había colado uno TAN pesado. Espera, que lo voy a echar, como tú deberías hacer con tu parásito. Ahora vuelvo.

¡Ya! Qué intenso, el puñetero, no se iba. Mañana planto una mosquitera en la ventana como que me llamo Lara. En general, mi tolerancia a los parásitos de cualquier especie es cero. ¡Drama resuelto! Veamos ahora las fases de su juego.

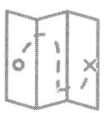

MANUAL DE JUEGO DEL PARÁSITO
LAS SEIS FASES PARA MANIPULARTE

1. Inicio larvario

Al principio, tu gilipollas actúa como una larva, un parásito en desarrollo. Poco a poco irá creciendo y tomando el poder de tu cabecita hasta parasitarte por completo (en cuerpo y alma). Te conoce, y todo lo quiere hacer rápido. Te lanza anzuelos para que caigas en su trampa, como decirte que le encantaría pasar más noches contigo. Entonces le propones que se quede a dormir más asiduamente y, sin darte cuenta, hace las maletas en casa de sus padres o del amigo con el que vive y se instala en la tuya. El parásito no te bombardea con cenas en megarrestaurantes, salvo si es el poderoso o el escaparate. Lo más frecuente es que se haga el perrito abandonado y te manipule por la compasión que te genera. Los únicos sentimientos reales son los tuyos. Él solo quiere vivir de ti.

2. Inyección en tu corazón

Una vez que te ha manipulado, se inyecta en tu corazón y en tu vida, en lo más profundo. Se instala en tu casa, conoce a tus amigos y familiares, y vive de ti.

3. Obtención del botín

Cuando ya está dentro de tu mundo, poco a poco succiona todo el néctar, la energía y el dinero que tengas. Quiere obtener su botín, como cuando un ladrón roba en una casa y tiene más tiempo del necesario para perpetrar su crimen.

4. Pérdida gradual del interés

En cuanto ha bebido toda tu sangre, no te quiere para nada más. Este vampiro emocional ya no tiene más que depredar. En ese momento pierde todo el interés en ti (aunque nunca lo tuvo). No entiendes qué le pasa, porque se lo das todo, pero como no tiene más que sacarte, solo te ofrecerá una mínima alimentación emocional.

5. Ruptura radical

Mientras está contigo, como buen vampiro emocional, busca a la siguiente víctima a la que chuparle la sangre. Te deja de un día para otro, sin explicaciones. No vuelves a saber nada de él. No suele volver porque ya ha conseguido todo lo que quería de ti.

6. Parasitosis emocional

Te deja con una enfermedad infecciosa, la parasitosis emocional. Te sientes triste, abatida, utilizada y humillada. Huye de esta infección con las herramientas que te ofrezco.

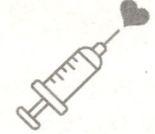

VACUNAS PARA EL PARÁSITO

- ✓ **Plantéate qué emociones te genera tu pareja.** No debería darte pena o lástima. Si es así, quizá estés siendo manipulada. Deberías sentir alegría, paz, felicidad y bienestar.
- ✓ **Observa su actitud.** ¿Te agradece lo que haces por él o piensa que tienes que hacerlo por real decreto? Si su actitud es déspota, mala señal. Si siempre cedes tú o es un tira-

no que acaba haciendo lo que quiere, la larva del principio se ha convertido en un enorme parásito.

✓ **Escucha a tu entorno.** Si tus seres queridos te dicen que se aprovecha de ti, escúchalos. Son los que te quieren de verdad, así que es muy probable que él intente separarte de ellos. Al estar enganchada a tu parásito, no ves la realidad. En cambio como tu entorno no sufre esa manipulación, puede percibirla y verla desde lejos. ¡Apóyate en tu círculo social y familiar para salir de esta parasitosis!

✓ **No le presentes a tu gente demasiado rápido.** Si insiste en conocer a tu círculo nada más empezar a salir, no cedas. Puede ser el parásito poderoso.

✓ **Trabaja tu autoestima.** En una interacción sana entre dos personas, ambos se apoyan, se nutren y se enriquecen. Él, en cambio, se aprovecha de tus carencias de amor propio, de lo buena gente que eres o de tu ingenuidad.

✓ **Recupera tu identidad.** Si has perdido lo que eras como persona, estás en una relación parasítica. No olvides quién eres y no dejes de hacer actividades saludables para ti. ¡Nunca te abandones por un gilipollas parásito!

✓ **Jamás le des dinero o lo pagues todo.** QUEDA TERMINANTEMENTE PROHIBIDO. Ni se te ocurra darle una tarjeta de crédito, poner el número en páginas online ni mucho menos darle las claves del banco para hacer transferencias. No permitas que se mude contigo al poco de conocerlo. ¿Cuánto tiempo pasáis en tu casa y en la de él? ¿Quién paga los gastos? Puede ir haciendo una mudanza sutil y no salir de allí JAMÁS.

✓ **Corta la relación con él, mantén un consumo cero y vive la vida.**

EL HOMBRE CHAMPÁN

Balzac decía que las grandes historias de amor empiezan con champán. Este gilipollas, en lugar de ofrecerte flores y champán, te dará toneladas de lágrimas y dolor. Su espuma sube muy rápido y el espumarajo baja todavía a mayor velocidad. Serás la protagonista de una historia de Halloween: este tipo de hombres dan mucho miedo, ya que dejan cadáveres emocionales. Querida lectora, elige los vinos tranquilos, los que no tienen burbujas, pues te darán mejor vida.

RADIOGRAFÍA DEL HOMBRE CHAMPÁN
CÓMO DETECTARLO

* Es un seductor profesional. Tiene mucho éxito con las mujeres.
* Es caprichoso. Consigue lo que quiere, pero se aburre y no lo valora cuando lo tiene.
* Es un coleccionista de mujeres adictas a las burbujas del principio.
* El descenso de su efervescencia contigo es más rápido que la subida.
* Solo quiere conquistarte. Cuando ya has caído en su red emocional, empieza a perder el interés por ti.
* No siente una atracción real por ti. Todo lo que te promete es mentira.

* Se comporta como el hombre ideal, caballeroso, arrebatador y cautivador. Te hechiza con su labia.

* Al poco de conocerte, pierde el interés por ti. Antes quería verte a todas horas y te mandaba constantes mensajes de amor, pero con el tiempo se convierte en alguien pasota y perezoso.

* Es un francotirador. No se da por vencido hasta que te consigue.

* Goza de reconocimiento laboral y de una buena posición económica.

* Las primeras semanas se entrega a ti y te lo da todo a nivel emocional. Te presenta en sociedad y propone planes de ensueño, como montar en helicóptero, pilotado por él. Crees que siempre será así.

* Tiene paciencia, aguanta el tiempo que sea hasta que percibe que estás enamorada de él. En cuanto lo miras con ojos tiernos, ya ha pasado el videojuego del amor y *GAME OVER*, se acabó. Y va a buscar a su siguiente presa.

* El sexo con él es superpasional. Reduce la intensidad a las pocas semanas.

* Siempre te halaga y te dice lo guapa, lista y simpática que eres, aunque aún no te conoce. Te regala los oídos de una forma maestra. Y te lo crees.

* Le encanta sentir adrenalina. Por ejemplo, practica deportes de riesgo, conduce a mucha velocidad y no puede estar quieto en un lugar.

* No es capaz de pasar el domingo en casa viendo una película contigo. Prefiere salir, cenar e ir a tomar copas.

* Sus colegas se parecen mucho a él. Sus amigos y sus padres han conocido a una larga lista de mujeres antes que a ti. Te

miran con pena, como diciendo: «Serás la siguiente en sufrir por el champañero».

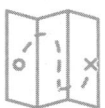

MANUAL DE JUEGO DEL HOMBRE CHAMPÁN
LAS CUATRO FASES PARA MANIPULARTE

1. Inicio: seducción burbujeante

El cortejo es rápido e intenso. En la primera semana, te dice que eres la mujer de su vida, que quiere casarse y tener hijos contigo. Te instalas en su piso desde el primer día y dormís juntos cada noche. A las pocas semanas te presenta a sus amigos, incluso a sus padres. Te hace muchos cumplidos y regalos. Parece el hombre perfecto.

2. Bajada espumosa

Pierde el interés por ti tan rápido como baja la espuma del champán. Esta reducción de la intensidad suele darse, de media, de tres a seis meses después de conocerlo. Estás enamorada, pero él espacia las llamadas y cada día muestra menos interés por ti. Te dice que no puede quedar porque está cansado, tiene mucho trabajo o le urge ver a su familia. Ya no duermes tanto en su casa. Las conversaciones por mensaje las inicias siempre tú. Le reclamas atención o le preguntas qué le pasa, y él te dice que nada, que todo va bien entre vosotros.

3. Desinterés total

De forma gradual, el hombre champán tiene una muerte lenta. En esta fase ni se molesta en disimular su desinterés hacia ti. No te llama ni te contesta a los mensajes. Ya ha pasado página, pero sigues preguntándote qué le ha pasado.

4. Ruptura fantasma

Te hace un *ghosting*, desaparece a lo Casper y no vuelves a saber de él. La relación muere por sí sola, ya que solo hay un interés unilateral de ti hacia él, y una sola persona no puede mantener una relación que es de dos.

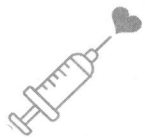

VACUNAS PARA EL HOMBRE CHAMPÁN

✓ **No contactes tú siempre, deja que también sea él.** Debe ser algo recíproco. Hay gilipollas que se alimentan del reto de conseguir mujeres, pero cuando ya las han conquistado, se aburren. Al principio te bombardea con mensajes, pero después no aparece. En cuanto identifiques este perfil, despídete con un «*Arrivederci!*», como dicen los italianos.

✓ **Cuestiona sus palabras.** Al principio no te creas lo que te dice, te adula para conquistarte. Luego te pisará como si fueras una colilla.

✓ **Espacia las quedadas.** Al inicio, te recomiendo que quedes con él dos veces por semana. Tienes que darte tiempo para conocerlo.

✓ **Ten la mente fría.** No bajes la guardia emocional en ningún momento con el hombre que has empezado a conocer, su interés se tiene que mantener a lo largo del tiempo. Si es un hombre champán, desde el tercer mes irá perdiendo el interés por ti. Lo detectarás rápido: en cuanto te entregas, desaparece.

- ✓ **Sospecha de un hombre intenso.** Los gilipollas que son muy intensitos nada más conocerte deben hacer saltar tus alarmas. Hay varias opciones, a cada cual peor: puede ser un desequilibrado, un psicópata narcisista o un hombre champán.

- ✓ **No accedas a sus citas de última hora.** Dile: «Ya tengo planes. La próxima vez avísame con un par de días de antelación». Aunque estés con un moño en casa viendo *El diario de Bridget Jones*, ¡no quedes con él! Tiene que avisarte, como mínimo, dos días antes.

- ✓ **No le des lo que quiere**, si no es lo que lo que tú deseas. El hombre champán suele querer sexo la primera noche. Si tú también, y crees que sabes manejar este tema, ¡ADELANTE! Pero si lo que quieres es una pareja estable, espera un tiempo para conocerlo mejor.

- ✓ **Rompe con él, bloquéalo, mantén un consumo cero y sigue con tu vida.**

EL PRÍNCIPE DESTEÑIDO

Este perfil también muestra una cara que no se corresponde con la realidad. Es uno de los arquetipos arraigados en el subconsciente colectivo. El príncipe azul no existe, igual que no hay una princesa rosa ni hadas. No puedes esperar a que te rescate un caballero. Si te encuentras al príncipe desteñido, ¡sal corriendo a la velocidad de Usain Bolt! Las mujeres realistas no buscan cuentos con final feliz, solo quieren ser felices sin tanto cuento, que no es lo mismo.

RADIOGRAFÍA DEL PRÍNCIPE DESTEÑIDO
CÓMO DETECTARLO

* Es un hombre muy atractivo y detallista que en las formas va de auténtico caballero, pero no en el contenido. Te trata como si fueras su princesa.

* Es un narcisista, solo se quiere a sí mismo y no le importas. ¡Se cree la última Coca-Cola del desierto! Piensa que es muy educado, inteligente, culto, elegante, con modales y que habla muy bien.

* Va de romántico y de enamorado del amor. En realidad, le da miedo el compromiso y sale corriendo (eso sí, con elegancia). Cambia de una damisela a otra. Es como si ninguna mujer le terminase de cuadrar.

* Es un perfeccionista patológico. Se cree tan ideal que ninguna mujer es lo suficientemente buena para él.

* Tiene una lista interminable de requisitos: guapa, alta, culta, que hable idiomas, empresaria, sexy, con personalidad (pero que no le opaque), que sea la futura madre de sus hijos, cariñosa, que nunca se enfade, etc. ¿Y QUÉ MÁS? Busca a una mujer ideal que solo está en su cabeza.

* Suele tener éxito social y laboral. Se cree superior a ti y se comporta de forma arrogante.

* Te genera expectativas engañosas e ideales sobre el futuro de vuestra relación.

* Cree que tiene que rescatar a una damisela en apuros. En la relación de pareja, quiere ejercer el rol de salvador.

* Su madre es muy exigente con la candidata que lleve a casa para casarse con su joyita.
* Con el tiempo, saca lo peor de ti y te convierte en la bruja del cuento.

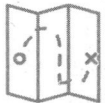

MANUAL DE JUEGO DEL PRÍNCIPE DESTEÑIDO
LAS CUATRO FASES PARA MANIPULARTE

1. Inicio: cortejo principesco

Cuando lo conoces, sus acciones son las de alguien locamente enamorado de ti. Parece un hombre clásico, cortés y educado tanto contigo como en sociedad. Hace todo lo que se espera de un conquistador, no le encuentras ni un fallo: te escribe al llegar a casa, te dice que ha sido una velada encantadora y la conversación, insuperable. Las primeras semanas te idealiza y piensa que eres la princesa de sus cuentos. Te lo crees y te entregas, pues es imposible que un hombre tan respetuoso te haga daño.

2. Desidealización: no cumples sus expectativas

A las pocas semanas o meses, te devalúa mentalmente, no en las formas, como el psicópata narcisista (que te maltrata verbalmente). El príncipe desteñido sigue igual de caballeroso, pero ya no piensa lo mismo de ti. En esta segunda fase ya no cumples sus exigentes expectativas.

3. Educada pérdida del interés

Poco a poco, el príncipe desteñido irá separándose de ti de manera silenciosa. Aunque sigues quedando con él, cada vez es menos frecuente. Lo notas raro y distante, pero no sabes por qué. Ya no te dice las cosas bonitas de la fase 1, a pesar de que sigue siendo igual de educado contigo. Estás muy confundida con él y sobre sus verdaderas intenciones.

4. Ruptura elegante

Como es un caballero, no te hará *ghosting*. Su protocolo de conducta no se lo permite porque no quiere quedar mal, pero no por falta de ganas.

De la noche a la mañana, sin previo aviso, te dice que quiere hablar contigo. No sabes si te va a dejar o te va a pedir matrimonio. Te mira a los ojos y te coge de las manos antes de soltarte que eres una mujer maravillosa, pero no lo que está buscando. Te desea lo mejor y se va. Y te quedas descompuesta y sin príncipe.

Aunque sea difícil de detectarlo, debes aprender a protegerte de él.

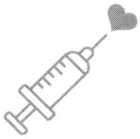

VACUNAS PARA EL PRÍNCIPE DESTEÑIDO

- ✓ **Identifica las señales trampa.** Su comportamiento formalista es una farsa. Erróneamente, interpretas que está comprometido contigo.
- ✓ **Su hermetismo es por falta de interés hacia ti.**
- ✓ **Desidealiza al príncipe desteñido.** Su perfil se parece

al de tu hombre ideal, el soñado, pero se aprovechará de tu vulnerabilidad psicológica para conquistarte. No tendrá que esforzarse, porque estás entregada. Para él eres un reto muy fácil, aunque da igual lo que hagas.

✓ **Trabaja los mitos románticos.** El síndrome del príncipe azul te separa del hombre real. Trabaja todos los mitos heredados del mundo Disney.

✓ **¡Ponte una corona llena de autoestima como la reina de tu casa que eres y no te la quites ni para dormir!** No seas daltónica ni confundas los colores. Tu príncipe desteñido no es la persona que tiene que saciar tu hambre emocional. Ese trabajo interior debes hacerlo tú.

✓ **Corta con él, bloquéalo y mantén un consumo cero.** No puedes hacer nada para tener un final feliz con él. Ninguna mujer llegará a su estándar porque padece un problema de exigencia patológica: miedo a comprometerse. No es por ti, es por él. Vive su perfeccionismo asfixiante en todas las áreas de su vida, incluida la de la pareja. Si te dejas enredar por este príncipe, acabarás teñida de negro de tanto llorar y sufrir.

EL ATORMENTADO

Este perfil muestra a una persona perturbada que tiene alteradas sus facultades psicológicas. Debía incluirlo porque es preciso dar visibilidad a los hombres con problemas mentales y es fundamental que su pareja tome conciencia de la necesidad de dejar esa relación. Por muy buena persona que él sea, la relación será dañina. Él tiene que trabajarse y solucionar sus problemas antes de buscar pareja.

El resultado será el mismo que con los gilipollas anteriores: la relación jamás funcionará, no podrás estar con él, aunque las razones serán otras. Te está destrozando la vida, a pesar de que su finalidad no sea esa. Identifica las características del atormentado.

RADIOGRAFÍA DEL ATORMENTADO
CÓMO DETECTARLO

* Padece inestabilidad emocional. Un día se encuentra bien y animado, pero veinticuatro horas después está mal o algo le ha robado la paz.

* Tiene heridas emocionales que arrastra desde la niñez. Podría haber sufrido abandono emocional o físico por parte de sus padres o de los adultos que lo rodeaban.

* Un día quiere casarse contigo y al siguiente te deja. Su apego es desorganizado.

* Puede haber vivido situaciones traumáticas de adulto, como la muerte de un hermano en un accidente de tráfico.

* Sigue soltero aunque ya supera los cuarenta años.

* Idealiza a la supuesta mujer de su vida, pero esta nunca llega. De todas formas, la pareja suele ser un tema secundario dentro de sus prioridades vitales.

* Culpa de sus problemas a su pareja o a las personas que lo rodean. No se responsabiliza en absoluto de las malas decisiones que haya tomado en la vida.

* Destroza tu autoestima, aunque sea una buena persona y no tenga intención de dañarte.

* Tiene muchos problemas, y pueden ser de varios tipos, desde que es incapaz de mantenerse económicamente hasta que pierde los trabajos con facilidad.

* No sabe cuidar de él ni de ti. Es muy negligente. Puede atormentarlo una situación familiar de la que se tiene que encargar y no se ve capaz.

* Algún atormentado te manipula, te grita y te insulta porque dice que no se encuentra bien o que está pasando por un mal momento, y lo paga contigo.

* Puede tener un desequilibrio psicológico o psiquiátrico. Si tu pareja padece alguno de los que voy a detallar, debería evaluarlo un psicólogo y ponerse en tratamiento: trastorno de personalidad (como el antisocial), fobia severa o ansiedad, y los graves, como esquizofrenia, bipolaridad, depresión mayor, alcoholismo o adicción a sustancias ilegales —cocaína, marihuana, heroína…—, al juego, a la pornografía, a las compras o a la comida.

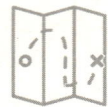

MANUAL DE JUEGO DEL ATORMENTADO

Sean conscientes de ello o no, estos hombres siguen unos pasos concretos en una relación de pareja que dejan marcas invisibles en tu piel.

1. Inicio: ¡mujer al rescate, auxilio en acción!

Conoces al atormentado y te das cuenta de que tiene problemas familiares, económicos, laborales o psicológicos. Sales en su ayuda porque te da lástima. No hay un cortejo sano y bidireccional, sino que te vuelcas en él y él se deja cuidar.

2. Tornado emocional

En cuanto decides empezar una relación con él, te arrastra a una vida miserable, como si fuera un tornado de grado cinco. Caes en su caos. Con él, todo es confusión, inestabilidad, lucha y dolor. Sigues ayudándolo aunque él no quiera resolver sus circunstancias. Puede que no tenga una clara conciencia de sus problemas o que prefiera vivir de forma pasiva, sin solucionarlos.

3. Momento «brote»

Aparece su Chucky interior, su muñeco diabólico oculto. Es su cara B, una parte muy destructiva que te va a aniquilar (no todos los atormentados la tienen). Durante el brote puede insultarte, denigrarte, tener conductas violentas o de grave riesgo hacia ti y hacia él. Justificas el abuso porque está muy mal y lo ha pasado fatal en la vida. Esta normalización es muy peligrosa porque hace que continúes a su lado.

4. Inestabilidad crónica

Se siente culpable por lo ocurrido en la fase anterior y te dice que no quiere seguir contigo o que no sabe si quiere continuar. Como adicta emocional, aguantas dolorosísimos palazos emocionales por su parte. No encontrarás el equilibrio en la relación de pareja si a nivel psicológico no estáis bien los dos.

5. Separación temporal

Te dice con boca pequeña que, por el bien de ambos, corta contigo. Te quedas destrozada. Vuestra pareja es intermitente. Son rupturas de ida y vuelta, nunca se llega a dejar de forma definitiva.

6. Recaída

Como no has tomado la decisión de cortar con el atormentado, volvéis a hablar y acabáis de nuevo juntos. Él sigue sin resolver el problema y reiniciáis la fase 1, así que entráis en un bucle infinito.

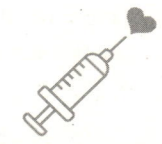

VACUNAS PARA EL ATORMENTADO

- ✓ **Aniquila las esperanzas de que cambie.** Muchas veces el atormentado no quiere resolver sus problemas ni tú asumes que tu relación de pareja es un fracaso. Aún deseas que funcione. La banda sonora de tu vida es «Color esperanza» de Diego Torres. Tu adicción es muy peligrosa, te ata a un hombre que solo trae dolor a tu vida, y encima crees que lo haces en nombre del amor.
- ✓ **Trabaja tu autoestima.** Te pregunto, querida lectora, ¿y el amor propio dónde está? Sientes pena por él… ¿y por qué no por ti?
- ✓ **Diferencia entre amor y egoísmo.** Puedes decidir con quién te involucras y de quién te libras. No eres mala por dejar la relación. Aprende a poner límites a esa situación insostenible. Solo la ruptura de la relación tóxica y la distancia necesaria harán que cada uno identifique y cure sus heridas.
- ✓ **Sé consciente de su manipulación.** Algunos atormen-

tados manipulan muy bien (aunque lo hagan de forma inconsciente) y te cuentan la historia de su desastrosa vida para engancharte. Otros, en cambio, saben que te están manejando a su antojo.

✓ **Recuerda que él no te da nada.** Lo que te engancha a él eres tú, porque tu atormentado no te da nada. Te manipula la pena que sientes por él y por eso quieres salvarlo, como si fuera el objetivo de tu vida. Te has convertido en una abnegada ayudadora, aunque te cueste la salud mental y te lleve al más absoluto de los desequilibrios.

✓ **Date cuenta de que estás anulada.** Te has convertido en una abnegada ayudadora, aunque te cueste la salud mental y te lleve al más absoluto de los desequilibrios.

✓ **Corta con él, bloquéalo y mantén un consumo cero.** La relación de pareja jamás funcionará si él no se cura. Algunos hombres están muy mal y arrastran grandes piedras emocionales desde hace muchos años. Su vida sentimental se resume en un fracaso tras otro porque su mundo psicológico no está bien. Tendrías que trabajar en ti y preguntarte por qué has caído en una relación disfuncional que te destroza. Tus necesidades están anuladas a todos los niveles.

✓ **Primero sálvate tú, como en el plan de emergencias de vuelo.** Este ejemplo puede aplicarse a las parejas formadas por el atormentado y la adicta emocional. Recuerda las instrucciones de los auxiliares de vuelo: en caso de despresurización de la cabina, automáticamente cae una máscara de oxígeno que debes colocarte sobre nariz y boca. Si viajas con niños, primero tienes que ponértela tú y luego colocársela a los menores. Aplica ese planteamiento a tu relación de pareja: antes de nada, ponte la máscara y después colócasela a él, porque, si no, ambos moriréis. Además, él tiene que aprender a ponérsela solo, ha de crecer y desarrollarse para salir de su rol del atormentado. Debéis sanaros por separado. De lo contrario, ninguno sobrevivirá a nivel afectivo.

Para comprobar si has interiorizado este capítulo y el anterior, te propongo el siguiente ejercicio:

TAREA EN ACCIÓN
COMBINACIONES SEDUCTORAS

Quiero que pienses en las posibles combinaciones entre los diez perfiles de adictas emocionales y los diez tipos de gilipollas que hemos visto. ¡Haz tus apuestas! Primero te sugiero que te preguntes: ¿qué perfil de gilipollas podría acabar con cada adicta emocional?

En la tabla de la página 211 pon una ✕ en las celdas en las que creas que una adicta puede estar con un gilipollas concreto en una posible relación de pareja o ligue.

Por definición, cualquier gilipollas podría acabar con los diez perfiles de adictas emocionales, pero las combinaciones más probables de cara a un enganche entre ellos son las que se muestran en la página 212 (míralas después de haber completado la página 211).

	La geisha sumisa	La triunfadora vip	La niña-adolescente	La princesa de los cuentos	La asfixiante	La «enamoradicta»	La heroinómana felpudo	La enfermera salvadora	La leona agresiva	La insaciable amazona
El metralleta sexual										
El mamitis										
El emparejado										
El fugitivo										
El psicópata narcisista										
El mareador										
El parásito										
El hombre champán										
El príncipe desteñido										
El atormentado										

	La geisha sumisa	La triunfadora vip	La niña-adolescente	La princesa de los cuentos	La asfixiante	La «enamoradicta»	La heroinómana felpudo	La enfermera salvadora	La leona agresiva	La insaciable amazona
El metralleta sexual		×			×	×			×	×
El mamitis	×		×	×	×			×	×	
El emparejado	×				×	×	×	×	×	×
El fugitivo					×	×		×	×	
El psicópata narcisista	×	×		×	×	×	×			×
El mareador		×			×	×			×	×
El parásito	×	×		×	×	×	×	×		×
El hombre champán		×		×					×	×
El príncipe desteñido		×	×	×						
El atormentado	×						×	×	×	

Ahora quiero que pienses con qué perfil de gilipollas estás o has estado en el pasado. ¿Has marcado lo mismo que he indicado yo en la tabla de respuestas? ¿Te has sentido identificada con alguna historia del confesionario de la adicta emocional? ¿Crees que ahora sabrías detectar a un hombre dañino? ¿Y antes de empezar este capítulo?

Si te apetece, comparte conmigo y con otras mujeres tus combinaciones en Instagram. También puedes plantearme cualquier pregunta o pedirme un vídeo explicativo sobre adicción emocional. ¡Lo que quieras! Me encontrarás como psicologa_laraferreiro. Etiquétala con los hashtags #lada madehierro, #adictaaungilipollas o #adiccione mocional. ¡SÚMATE A NUESTRA COMUNIDAD DE GUERRERAS EN LAS REDES SOCIALES!

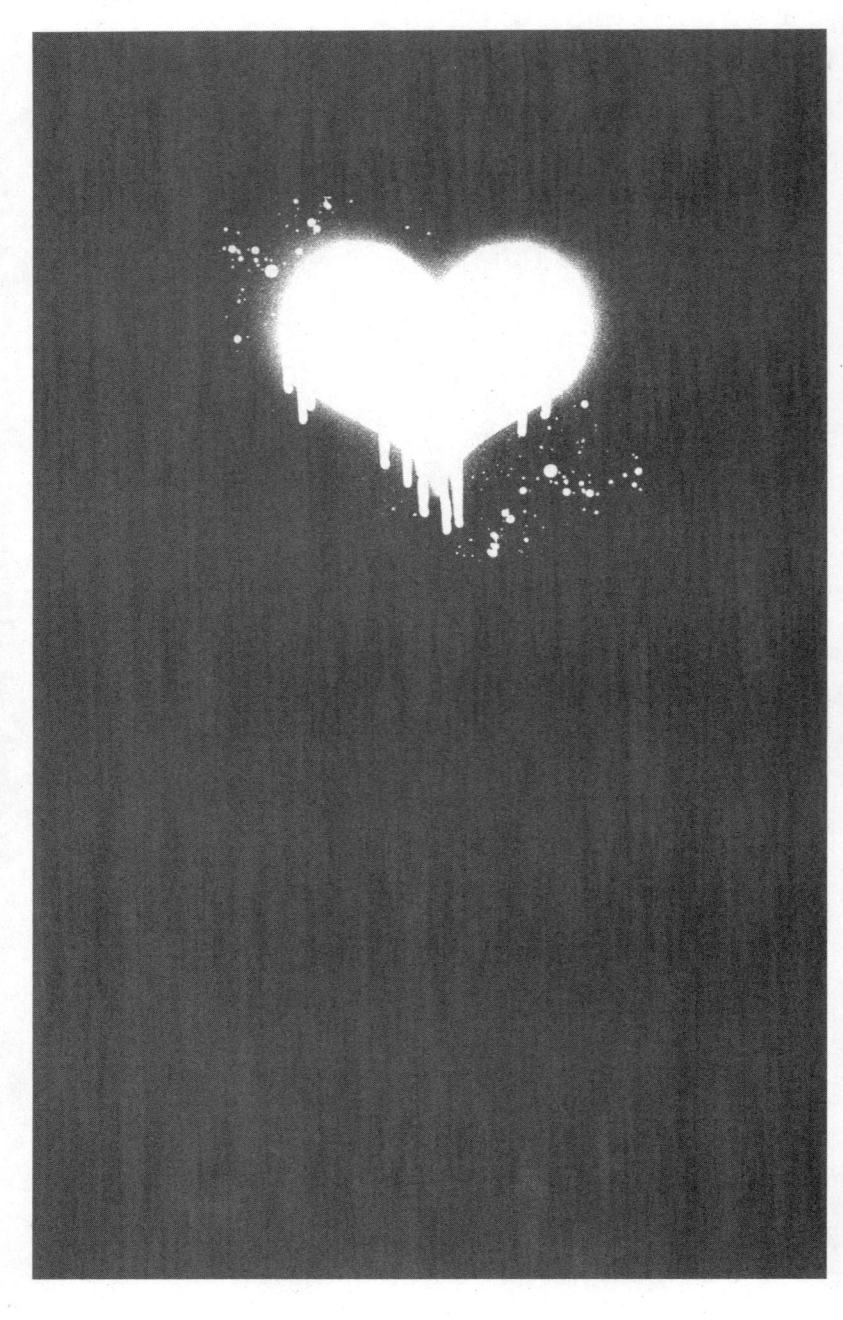

4

PROGRAMA DE DESINTOXICACIÓN DE LA ADICCIÓN EMOCIONAL

¡MI GUERRERA, ENHORABUENA POR HABER LLEGADO HASTA AQUÍ! En este penúltimo capítulo deberás luchar como una jabata y poner en práctica todo lo que has aprendido hasta ahora —además de usar toda la fuerza, autodisciplina y autodeterminación que tengas— para desintoxicarte de un gilipollas. Será la parte más dura a corto plazo, pero a medio y largo plazo, la más liberadora. Este es el programa exprés que tendrás que llevar a cabo en las próximas seis semanas. Cuarenta y dos es el número mínimo de días que necesitarás para trabajar tu adicción emocional, pero en realidad debería evaluar tu evolución a los tres y a los seis meses, y después al cabo de un año. Si pasas trescientos sesenta y cinco días sin consumir hombres tóxicos, evolucionas favorablemente.

Si te atascas en algún día o semana, tendrás que empezar donde lo dejaste. Este programa está diseñado para llevarlo a rajatabla, así que si alargas tu adicción emocional en el tiempo, seguirás perdiendo tu salud física y psicológica.

La mayoría de las adictas emocionales que acuden a mi consulta lo hacen tras años de sufrimiento y malas elecciones repetitivas, o siguen atascadas en el mismo hombre tóxico sin poder salir de ahí, con un sinfín de recaídas. Muchas dejan pasar el tiempo pensando (por error) que su adicción emocional se solucionará sola. Esperan una remisión espontánea que nunca llega o buscan desesperadamente a otro camello del amor que les dé un poquito de farlopa emocional. No es fácil llegar a un estado de comprensión profunda de lo que implica tu adicción emocional y sus consecuencias. Te animo a que la resuelvas de una vez por todas con ayuda de este programa.

¡Quiero que te empoderes y saques toda tu fuerza interior para luchar con uñas y dientes y conseguir tu proceso de recuperación!

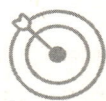

PROGRAMA DE DESINTOXICACIÓN RADICAL EN SEIS SEMANAS

Esta es la hoja de ruta que deberás seguir los próximos cuarenta y dos días. Cada semana trabajaremos un aspecto importante para tu desintoxicación.

Semana 1.	Ruptura decidida
Semana 2.	Las seis etapas del duelo
Semana 3.	Plan Renove
Semana 4.	Síndrome de abstinencia
Semana 5.	Un nuevo comienzo
Semana 6.	¡SOS, plan de prevención antirrecaídas! (por si acaso)

Todos los descargables los encontrarás en mi web, <www.lara ferreiro.com>. Incluye un calendario gratuito de cuarenta y dos días con las tareas que debes hacer y las ampliadas. Además puedes adquirir el programa extenso «Adicta a un gilipollas» en la escuela online de mi web.

Cualquier ejercicio del calendario lo encontrarás también en mi canal de YouTube Psicóloga Lara Ferreiro. Si pones el nombre del ejercicio, te aparecerá un detallado vídeo explicativo.

SEMANA 1. RUPTURA DECIDIDA

¡Empezamos! Espero que hayas cargado las pilas, porque será una semana dura. Tendrás que dedicar mucha energía y esfuerzo a trabajar en ti. El objetivo de estos primeros siete días es que rompas con tu gilipollas. Será una decisión racional, ya que si te dejas llevar por tus sentimientos nunca lo dejarás. Es como cuando alguien decide dejar de fumar: se marca un día en el calendario. ¡Tú también tienes que fijarte un día para hacerlo, o nunca lo dejarás!

He programado la ruptura para el día 7, el domingo, así tendrás tiempo para prepararte. Si ya no estás con tu gilipollas (porque te ha dejado, por ejemplo), pero necesitas desengancharte de él, no recaer ni repetir patrones en relaciones futuras, puedes pasar a la siguiente semana. Ahora bien, si te apetece hacer algunos de los ejercicios teóricos que te propongo para estos primeros siete días, te servirán para afianzar tus conocimientos sobre la adicción emocional.

Cada semana encontrarás un calendario de actividades. Marca con un tic o con una palomita cada tarea que realices. ¡Has de hacerlas todas, invierte tiempo en ti! Para que puedas seguir el programa, te recomiendo que comiences el plan de desintoxicación un lunes y, desde ahí, empieces a contar los cuarenta y un días restantes. En total, deberás hacerlo durante seis semanas, cuarenta y dos días seguidos.

	LUNES	MARTES	MIÉRCOLES	JUEVES
	Día 1	Día 2	Día 3	Día 4
	Diario emocional (D. E.)	Modelo del cambio	Mis tres yoes	**D. E.** Balance de la relación
	VIERNES	SÁBADO	DOMINGO	
	Día 5	Día 6	Día 7	
	D. E. Ángel de la ruptura	**D. E.** Club anti-G	**D. E.** Ejecución de la ruptura programada	

(En la columna lateral izquierda: SEMANA 1 — RUPTURA DECIDIDA*)*

A continuación te explico qué ejercicios deberás ir haciendo cada día. **En el calendario aparecen en rosa las tareas que aún no te he explicado, para que las identifiques. Las que están en negro las habremos visto los días previos. Para no repetirme, cada tarea solo la explico una vez. En** algunas de las actividades que te planteo tendrás que escribir y otras detallan las acciones que has de llevar a cabo.

DÍA 1. DIARIO EMOCIONAL

Escribirás en tu diario emocional (D. E.) cada día hasta que acabe el tratamiento exprés de seis semanas, los cuarenta y dos días. Cuando lo necesites o te apetezca (puedes hacerlo al levantarte o antes de ir a dormir, por ejemplo), coge el cuaderno y anota cómo te sientes. Puedes usar la misma libreta en la que has hecho tus tareas en acción. Cada vez que te sientas mal, recurre a tu D. E. para desahogarte y volcar tus emociones. ¡Es liberador! Voy a explicarte, solo esta vez, qué reflexiones debes incluir en tu diario. Cuando escribas, asegúrate de evaluar las cuestiones que te planteo a continuación:

1. **Evalúa tu estado de ánimo.** Del 0 al 10, si el 0 es «Soy un triste pozo sin fondo» y el 10, «Soy la alegría de la huerta», ¿cuál ha sido tu estado de ánimo hoy?

2. **Evalúa tu nivel de ansiedad.** Del 0 al 10, si el 0 es «Absolutamente tranquila» y el 10, «Me he comido hasta las uñas de los pies», ¿qué nivel de ansiedad has sentido hoy?

3. **Pensamientos tóxicos.** Escribe los que hoy te hayan generado malestar. **Conviértelos en pensamientos sanos.** Es muy importante porque te ayuda a calmarte.

4. **Hoy, del 0 al 10, ¿cuánto te has acordado de tu gilipollas? ¿De qué, concretamente?**

5. **¿Qué acciones de amor propio has tenido hoy para cuidar de ti?**

6. **¿Qué acciones autodestructivas has tenido hacia ti hoy?**

7. **Escribe en una frase cómo te has sentido hoy.**

8. **Los tres mejores momentos del día.**

9. **Semáforo del consumo.** En la semana 1, como no cortas con él hasta el día 7, limítate a evaluar cuánto buscas el contacto con tu gilipollas para ser consciente de tu nivel de adicción. Evalúa el deseo (poco, bastante o mucho) que tienes de ponerte en contacto con él. Tras la ruptura, a partir del día 8, evalúa tu consumo en términos de zona verde, naranja o roja. Te lo explicaré el día 8 de la semana 2.

10. **Balance del día.** Escribe cómo te has sentido durante el día.

11. **Balance semanal (solo los domingos).** Harás un balance extra de tus progresos o retrocesos respecto a la desintoxicación.

Te pongo el ejemplo de Siena para que te sirva como guía.

1. **2/10.** He estado muy triste. He discutido con mi hermana.
2. **6/10.** He tenido bastante ansiedad porque sé que tengo que dejar a mi gilipollas y me da miedo.
3. **Pensamientos tóxicos:**

PENSAMIENTOS TÓXICOS DEL DÍA	CONVERSIÓN A PENSAMIENTOS SANOS
«Mejor estar con mi gilipollas que nada».	«Mejor pasar el duelo de la ruptura y aprender a quererme. El hombre que esté en mi vida me tiene que querer de verdad, ha de ser buena persona y debemos tener una relación sana».
«Voy a estar siempre sola».	«Ya NO me siento sola porque el gilipollas no me llena. No es estar sola, es estar conmigo. Trabajaré en mi autoestima para aprender a valorarme».
«Ningún hombre me querrá como pareja».	«¡Ni falta que hace! Mi objetivo es la relación conmigo, saber qué es lo que permito y aprender a poner límites. Cuando esté fuerte y pase el duelo, aprenderé a hacer un buen casting para que mi próximo hombre sea estupendo».

4. **8/10.** He pensado mucho en mi gilipollas. He recordado los momentos buenos, los viajes que hicimos…, pero me he distraído con otras cosas y he dejado de pensar en él.
5. **Acciones de amor propio de hoy:**

- No he mirado el móvil cada cinco minutos para ver si mi gilipollas estaba en línea.
- No me he arrastrado suplicándole que me quiera.
- Me he dado un baño de agua caliente con música relajante.
- He respirado hondo para calmarme.

6. **Acciones autodestructivas de hoy:**
   - He estado cotilleando las redes de mi gilipollas, he visto a todas las chicas que ha agregado y había diez nuevas. No le he dicho nada, pero me da miedo que vuelva a serme infiel. He llorado durante una hora.
   - He cenado comida basura porque tenía ansiedad.

7. **Frase del día:** «Estoy decidida a resolver mi adicción emocional».

8. **Los tres mejores momentos del día:**
   - La conversación con mi amiga Camila por teléfono.
   - El desayuno de tosta de aguacate y zumo verde con mi compañera de trabajo.
   - El paseo de casa a la oficina con el sol del amanecer dándome en la cara.

9. **Semáforo del consumo.** He tenido pocas ganas de contactar con él. Voy visualizando la ruptura y me apetece menos saber de él.

10. **Balance diario.** He tenido algún tropiezo, pero he podido saborear lo bueno del día.

11. **Balance semanal.** La semana ha sido dura, y hoy es el día de la ruptura programada. Estoy aterrada, pero necesito escapar de esta pesadilla de relación. No puedo más, enfermaré si sigo atada a él.

DÍA 2. MODELO DEL CAMBIO
¿ESTÁS PREPARADA PARA DESINTOXICARTE?

Antes de seguir, quiero que seas realista y reconozcas si sabes lo que estás haciendo. En esta imagen verás las seis fases del proceso de cambio del modelo teórico de Prochaska y DiClemente.[7]

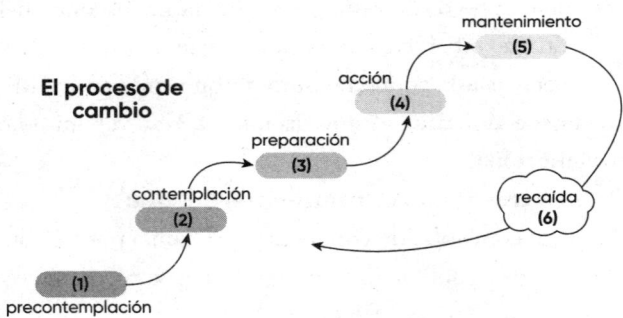

¿En qué fase del cambio estás?

1. Precontemplación
No crees tener un problema de adicción emocional ni dejarás a tu gilipollas.

2. Contemplación
Empiezas a pensar que deberías cortar la relación de pareja tóxica en la que estás.

3. Preparación
Eres consciente y te comprometes a romper la relación con tu gilipollas.

4. Acción
Trazas una hoja de ruta de los pasos que seguirás para dejar tu adicción emocional.

5. Mantenimiento
Eliminas todo tipo de contacto con él: no vuelves a verlo ni tampoco le escribes ni le contestas si él lo hace.

6. Recaída (opcional)
Caes de nuevo en tu droga emocional y vuelves a verlo, a acostarte con él, etc. Espero que no caigas en esta fase.

7. Prochaska, James O. y Carlo C. DiClemente, *The transtheoretical approach*, Nueva York, Dow Jones, 1984.

Si estás en las fases 1 o 2 y no crees tener un problema de adicción emocional o no eres consciente de ella, es mejor que no sigas con el proceso de desintoxicación. Vuelve al capítulo 1 y plantéate qué te ocurre para no haber tomado la decisión de desengancharte de una vez por todas. Parece que no estás lo bastante comprometida con dejar tu droga emocional, a ese hombre tóxico con el que te has involucrado sentimentalmente. Si esa es tu actitud, no funcionará.

El proceso es difícil aunque haya un compromiso total por parte de la adicta, pero si lo empiezas sin tener clara la idea de que has de romper con él, será mejor que te plantees por qué no quieres dejar la droga. En cambio, si te encuentras en la fase 3 (en la que deberías estar a estas alturas), estás preparada, al menos de forma teórica, para dejar el consumo emocional de tu gilipollas ¡MUY BIEN, SIGUE ADELANTE CON EL PROGRAMA!

DÍA 3. MIS TRES YOES

Hoy analizaremos el compromiso contigo para desengancharte. Quiero comprobar si tu decisión es firme. Sigue leyendo.

MIS TRES YOES

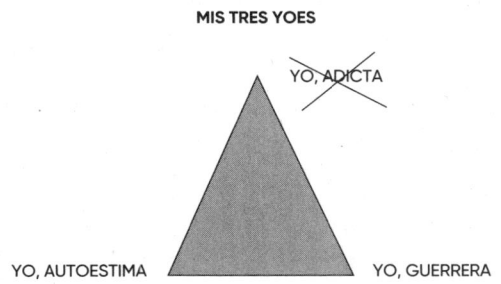

YO, ADICTA

YO, AUTOESTIMA

YO, GUERRERA

Ahora mismo tienes tres perfiles dentro de ti:

- **«Yo, adicta».** La parte de ti enganchada a una relación abusiva con un gilipollas.
- **«Yo, guerrera».** Tu guerrera interior va a luchar para dejar esta droga emocional.
- **«Yo, autoestima».** Esta parte tiene que ver con el amor propio y con poner límites a los demás. Piensa en lo que quieres, en lo que te cuidas y si te respetas.

En este momento, entre estos tres perfiles internos hay una lucha encarnizada. Tienes que hacer que desaparezca tu «yo, adicta», que es la que está ocasionando todo esto. **Define en qué porcentaje tienes activas estas tres partes dentro de ti.** Divide en porcentajes tus tres yoes.

TUS TRES YOES. LAS PARTES DE TI	PORCENTAJES	TUS PORCENTAJES
«Yo, adicta»	50	
«Yo, guerrera»	30	
«Yo, autoestima»	20	
Resultado	100	100

El «Yo, guerrera» tiene que ser, como mínimo, un 50 por ciento. Si has puesto menos de ese porcentaje, no te recomiendo seguir con el programa de desintoxicación. Plantéate qué vas a hacer para aumentar tu faceta de lucha. Si vas a ir a la guerra contra el gilipollas para ganarla, has de hacerlo bien armada y preparada. De lo contrario, ¡PERDERÁS!

¿Qué vas a hacer para subir el porcentaje del «Yo, guerrera» y del «Yo, autoestima»?

....

....

....

....

....

....

....

....

DÍA 4. BALANCE DE LA RELACIÓN

Hoy vamos a ver qué pasos seguirás para cortar con tu gilipollas. Primero tienes que decidir qué día lo harás, pues es una ruptura programada. Yo lo he puesto el domingo, el séptimo día del plan. Aunque ninguno es bueno para romper, tienes toda la semana para prepararte. El día 7 será el primero de tu nueva vida contigo. Esta cuarta tarea te exige que profundices a través de la escritura terapéutica.

- **Día de la ruptura programada (el día «R»):** ....

   ....

- **Escribe y analiza la lista de pros y contras para cortar.** Plantéate por qué tienes que salir de esta relación. Te ayudará a analizar la realidad que vives con tu hombre tóxico.

- **Escribe en tu cuaderno la lista de todo lo malo que te ha hecho.** Yo la llamo «Lista de la película de terror» que has vivido con él. Para concienciarte de que lo mejor es no seguir, sigue escribiendo. Cada vez que sientas el impulso de no romper o de volver con él después de dejarlo, lee la lista. Muchas de mis pacientes la tienen en el móvil, de fondo de pantalla o pegada en una pared de su casa para recordarlo a menudo. Es importante, ya que una adicta emocional se pone las «gafas rosas» y solo recuerda lo bueno para seguir enganchada a él.

- **Lista de los momentos en que lo echarás de menos o de lo que extrañarás de él.** Cuando dejes la relación sentirás un vacío porque esa persona ocupaba un hueco. Tienes que estar preparada para esas situaciones y sustituirlas por otras actividades, para ti o con otras personas. Por ejemplo, «Echaré de menos ir al cine con él». Puedes ir con tu mejor amiga.

- **Redacta los aprendizajes fruto de esta relación: cómo es tu gilipollas y cómo tendría que ser tu pareja ideal.** ¿Se parecen? Cuanto más difiera dónde estás con los hombres y dónde deberías estar, más trabajo tendrás. Plantéate todo lo que aprendiste durante la relación para añadirlo a la autobiografía amorosa que vimos en el capítulo 1.

- **Escribe las consecuencias de no romper con él.** Quiero que veas lo perjudicial que sería no tomar la decisión o no tener la fuerza necesaria para decir adiós a ese hombre que no se merece estar a tu lado.

- **Ordena las siguientes prioridades según su importancia (de más a menos):** PAREJA-YO-FAMILIA-AMI-

GOS-TRABAJO. Espero que te pongas la primera y que en este momento la última de tus prioridades sea la pareja.

- **Carta de despedida a tu gilipollas.** Por último, haz un escrito para despedirte de tu gilipollas que te permita soltar todo lo que tienes dentro. Esta carta no se la des a él, no quiero que te condicione. Tienes que sentirte libre al escribir. Si quieres redactar otra para él como despedida y crees que dársela es una buena idea, hazlo el día de la ruptura (el día «R»).

Este cuarto día ha sido muy pedagógico, ya que te ha permitido ordenar las ideas a través de la escritura expresiva. ¡Espero que te haya ayudado a coger impulso para tomar la firme decisión de romper!

DÍA 5. ELIGE A TU «ÁNGEL DE LA RUPTURA»

Haz una lista de las personas que podrían ser tu ángel de la ruptura, una figura clave para tu desintoxicación. Tiene que ser alguien que no te juzgue, que crea en ti y que esté dispuesto a escucharte a la hora que sea. También ha de comprometerse a quedar contigo, si puede ser en persona, para ver cómo estás y que le cuentes lo que estás pasando. ¡Será tu paño de lágrimas en este camino antidrogas! Recurrirás a este «ángel bajado del cielo» cada vez que tengas ganas de contactar con él, tu exgilipollas, o cuando estés mal o muy triste. Puede ser tu mejor amigo o amiga, un familiar o alguna compañera de trabajo.

Si la persona elegida no vive en tu ciudad, quedad por videollamada. Te recomiendo que fijes un día semanal. Yo lo he puesto los viernes porque empieza el fin de semana; de lunes a viernes, las adictas se entretienen con el trabajo y las rutinas, pero el finde hay más bajones emocionales porque se suele tener tiempo para hacer planes de pareja. Lo mejor es que la quedada con el ángel de la ruptura siempre sea el mismo día y a la misma hora para crear el hábito.

Cada viernes repetirás esta tarea, que se refleja en el calendario como «Ángel de la ruptura». Cuando quedéis, podéis ir a un sitio que os apetezca conocer o trazar un plan previo. Luego, durante la charla de desahogo, cuéntale cómo te sientes respecto a la ruptura y qué retrocesos o avances estás viendo. La primera semana llámalo y dile que necesitas su ayuda para esta misión, que estás leyendo este libro y que queda oficialmente nombrado tu ángel de la ruptura. Coméntale que tiene que comprometerse a escucharte cada vez que lo necesites, a quedar contigo y a hacer el seguimiento de tu evolución. A cambio, al final del libro habrá un premio para él o ella.

DÍA 6. CONVOCA A TU «CLUB ANTI-G»

El programa está diseñado para que de lunes a viernes te centres en tareas de escritura o acciones concretas y el fin de semana, que suelen ser los días más complicados cuando atraviesas un duelo posruptura, estés acompañada por tus seres queridos.

Como hemos visto, los viernes quedarás con tu ángel de la ruptura y **los sábados convocarás a tu Club anti-G o (anti-Gilipollas)**. Tus amigas habituales te ayudarán a distraerte los sábados por la tarde-noche. Esta tarea se repite cada semana, así que solo la explico aquí para no duplicar la información. Cuando leas «Club anti-G» en las siguientes semanas me refiero a este plan de sábado con tus amigas. Es un consejo de sabias que te alientan a que sigas avanzando y te recuerdan lo mucho que vales y lo mal que has vivido junto a tu gilipollas.

Podéis hacer planes distintos semanalmente, como salir a cenar, marcaros una escapada, ir a un curso de cocina india, montar una noche de peli y chicas en casa, daros un masaje o disfrutar de un plan de belleza juntas en algún spa. Puedes hacer una lista y proponérsela. Puedes encargarte de reservar las actividades o delegar en alguna de tus amigas. En la primera quedada de la semana 1, explica a tu Club anti-G que estás iniciando un proceso de desintoxicación de tu relación, que te gustaría verlas cada sábado durante las próximas seis semanas y que les agradeces toda la ayuda que te dan. El día concreto lo podéis elegir entre todas.

Comunícales también las reglas sociales que quieres que sigan respecto a la ruptura:

* Diles lo que te pueden contar y lo que no sobre tu ex.
* Pídeles que no te comenten lo que hayan visto de él en las redes sociales.
* Si él contacta con ellas para saber de ti, pídeles que no le contesten o que le pongan límites.
* Si te parece más fácil, pídeles que no te hablen sobre tu ex.

Ahora escribe en tu cuaderno las reglas sociales que quieres que siga tu Club anti-G. También puedes anotar cómo actuarás si te escriben los amigos o familiares de tu exgilipollas.

Si no tienes amigas dispuestas a quedar contigo cada sábado, sustituye estos encuentros por actividades culturales o planes de amistad que se ofrecen en algunas aplicaciones de internet, redes sociales o webs. ¡Alucinarás con todo lo que suelen hacer!

DÍA 7. EJECUCIÓN DE LA RUPTURA PROGRAMADA. EL DÍA «R»

Ha llegado el día «R», el día clave que va a cambiar el rumbo de tu vida (a mejor) para siempre. Estoy muy orgullosa de ti y de todo tu trabajo. Sé que no es fácil, pero el sacrificio merece la pena, ya lo verás.

* **Ceremonia de despedida: cómo y dónde vas a romper con él.** Quiero que te plantees si quieres romper cara a cara, por teléfono o de algún otro modo.

    Recomiendo que sea en un lugar público, como un parque, donde haya poca gente para que podáis hablar tranquilos. Suele estar contraindicado hacerlo en su casa o en la tuya, porque, en casos de adicción emocional, he visto demasiadas veces que ella pretende romper la relación pero, al final, el gilipollas la convence de que sigan y se acaba acostando con él. Le puedes adelantar por mensaje que necesitas hablar con él.

    En los casos de recaída probable, si crees que es mejor hacerlo con una llamada o por mensaje porque si lo ves será casi imposible reunir fuerzas, ¡HAZLO ASÍ, UTILIZA TODO LO QUE ESTÉ A TU ALCANCE PARA AVANZAR!

* **Palabras de adiós**: ¿qué decirle cuando rompes con
él? Si quieres montar una ceremonia formal de despedida
porque ha sido tu pareja y prefieres comunicarle tus sentimientos, puedes empezar con «Quiero hablar contigo. He
pensado mucho en nosotros y me he dado cuenta de que
nuestra relación es muy tóxica, así que no quiero seguir
contigo. Agradezco todos los aprendizajes que me llevo
(nombrarlos), pero voy a bloquearte en todas partes (si lo
ves oportuno) para que ambos podamos avanzar, ya que
nuestra relación es perjudicial y no quiero que me busques
más. Tenemos que seguir con nuestras vidas por separado;
nos hacemos infelices».

Cuando rompen con su gilipollas, algunas mujeres leen
una lista para no dejarse nada en el tintero o se la dan para
que él la lea después. Tiene que ser una carta de liberación,
no de venganza, con el convencimiento real de lo que estás
haciendo.

No lo dejas como estrategia para que cambie, espabile o
para volver con él dentro de unos días. La ruptura es para
siempre, no hay marcha atrás. Quieres una vida digna, sola
o con alguien que te valore. No te recomiendo que alargues
mucho la conversación cuando vayas a romper con él. Él ya
sabe qué ha fallado, así que te lo sugiero para que no entres
en un bucle infinito de conversación. Solo estarás dándole la
oportunidad de que te líe y que al final no cortéis. Tiene que
ser una comunicación sincera y profunda que acabe con un
cierre amable. Si no lo asume e insiste en no romper, añade:
«Entiendo que no te apetezca pasarlo mal, pero es necesario.
Prefiero dejar aquí la conversación: ya está todo dicho». Con
elegancia, deséale que le vaya fenomenal, levántate y vete.

Si solo es un ligue o no tenéis compromiso alguno, esta ceremonia de cierre no es necesaria. Hay mujeres que bloquean a su gilipollas o le mandan un mensaje de cierre: «Tenemos intereses distintos, me paro aquí contigo. Cuídate, un abrazo».

* **Repartición de amigos y comunicado oficial.** Cuando quedes con tu ex para cortar, tienes que pactar con él quién le dirá a la gente que habéis roto y cómo lo vais a gestionar. En ocasiones, incluso se reparten las amistades. Las tuyas suelen posicionarse a tu favor y las de él harán lo mismo con su amigo. Si tenéis amigos en común, recomiendo que cada uno quede a solas con ellos, pero no los mezcléis (solo en bodas o eventos) porque veros juntos, como si nada hubiera pasado, solo lo complica todo entre vosotros o precipita una recaída fruto del alcohol y la nocturnidad al salir de fiesta con tu ex.

  Si adoras a su familia o viceversa, dile a tu ex que vas a llamarlos para despedirte de ellos (en el caso de que quieras hacerlo), incluso puedes quedar con alguno. Por experiencia, es mejor evitarlo, al menos al principio, porque pueden convencerte de que volváis, contarte algo que te duela o posicionarse, como es lógico, a favor de él.

* **Devolución de «la caja de recuerdos».** Antes de cortar, recoge todas las cosas de él que estén en tu casa y mételas en una caja. Se la puedes llevar el día «R» o, si son muchas cosas, decirle que se la envías por mensajero (acuerda cuándo durante esa charla). Te recomiendo que no le pidas que vaya a tu casa a recogerlas, ya que muchas veces eso acaba en el *Kamasutra* de despedida. Pídele que, si le queda algo tuyo en su casa, te lo envíe.

Si hay reparticiones extras. Ajusta el plan de ruptura a tu caso. Cuanto más tengáis en común, más tendréis que repartir. Si son muchas cosas, llegad a pactos y negociaciones o haced una lista de todo lo que falta por cerrar, como cancelar la cuenta del banco que tenéis en común, quién se queda con el perro, cómo queda la hipoteca o qué haréis con el coche que habéis comprado a medias. Todo esto tiene que hablarse y gestionarse de mutuo acuerdo.

* **Qué hacer tras la ceremonia de despedida.** Antes de quedar con tu ya exgilipollas, tienes que decirle a alguien de tu confianza o a tu ángel de la ruptura que quede contigo esa tarde o noche después de romper con él. Puedes quedarte con esa persona por la noche o pedirle que duerma en tu casa. Algunas mujeres necesitan estar solas para llorar el duelo. Haz lo que te ayude a avanzar, pero no quiero que la soledad haga que le vuelvas a escribir o que sientas ansiedad, se te active el miedo y quieras volver con él.

* **Si lo necesitas, ¡pide ayuda psicológica!** Si te ves sola, pide ayuda. Los psicólogos estamos para ayudarte. Apóyate en expertos en adicción emocional. Por suerte, a mi clínica llaman muchas personas valientes pidiendo acompañamiento durante el proceso de desintoxicación. En mi web (<www.laraferreiro.com>) puedes completar la solicitud para empezar terapia.

En casos extremos, las pacientes combinan la ayuda psicológica con psicofármacos para dormir, estar más tranquilas y sobrellevarlo. Si tienes una crisis fuerte puntual y nadie está disponible para acompañarte, ve a Urgencias. Cuéntales lo que te pasa y te ayudarán a estabilizarte.

* **Autocontrato: «Me elijo a mí».** Todo pacto se cierra con una firma. Para terminar el día y tener tu compromiso por escrito, quiero que completes esta declaración de intenciones contigo misma. Hay pacientes que, cuando se la doy, la rellenan y luego la leen en voz alta (si no llaman tus vecinos a la policía al oír tus gritos, no lo estás haciendo bien… ¡Es broma, eh!). Se ponen la mano en el corazón o levantan un puño en señal de poder. Haz el gesto que más te sirva para interiorizar las palabras.

YO .... (nombre y apellidos) me comprometo a quererme sobre todas las cosas, por encima de cualquier hombre o persona. He venido a este mundo a aprender y a sanarme. La relación más importante de la que voy a cuidar a partir de ahora es conmigo. Jamás volveré a permitir abusos de nadie, vengan de quien sea. Soy digna de amor, admiración, respeto y cariño por parte de los demás. Ahora decido cuidarme, perdonarme y aceptarme. Estoy trabajando en el proceso de volver a mí. Desde este momento, cuando me mire al espejo, lo haré con ojos de amor. No he hecho nada malo para no quererme. Elevo el nivel de lo que me merezco y de lo que le permito a un hombre y a los demás. Voy a esperar a un hombre al que le encante estar conmigo, me adore y sea sano para mí. De lo contrario, me elegiré a mí y seguiré sin pareja.

Soy una auténtica luchadora, una guerrera fuerte. Tengo energía, poder y empoderamiento para superarlo todo. Digo adiós de una vez por todas a mi «yo, adicta». Fuera, vete, adicción emocional, ya no te necesito. Me escojo por encima de todo.

Hoy dejo atrás una época oscura de mi vida, para no volver nunca más a ella.

Me amo, me respeto y me cuido.

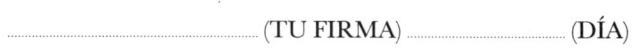

.... (TU FIRMA) .... (DÍA)

¡Felicidades por haber superado esta semana y por haber podido romper con él! Estoy muy orgullosa de cómo lo estás haciendo, eres una campeona. En tu lucha, está tu liberación. Si te atascas en algún día de la semana, vuelve a él y trabaja con más fuerza, más horas. ¡NO HAY DOLOR! Empezamos la segunda semana.

SEMANA 2. LAS SEIS ETAPAS DEL DUELO

¿Cómo estás? ¿Qué tal la primera semana? Estas son las más complicadas, pero poco a poco verás la luz al final del túnel. ¡TE LO PROMETO, CONFÍA EN MÍ! Lo estás haciendo para superar tu adicción emocional. Debes pasar por aquí, así que es mejor ahora que después. Cuanto más tiempo pase, peor. Es más dura la muerte lenta que la súbita.

Como ya has roto con tu expareja o ligue (lo que haya sido para ti), tienes que seguir comprometida con tu recuperación a nivel psicológico y físico. ¡A TOPE DE ENERGÍA! Para que la construcción de tu nueva etapa tenga unas bases sólidas, cada día deberás hacer las siguientes tareas para cuidar tu cuerpo (y tu mente), pues es la máquina que te acompañará a lo largo de tu vida. ¡TU

TEMPLO ES SAGRADO! Si lo enfermas por falta de cuidados, todo lo demás no importa. Sin salud, no somos nadie. Sigue esta receta para cuidarte por dentro y por fuera:

* Come sano.
* Practica deporte un mínimo de veinte minutos al día.
* Duerme un mínimo de ocho horas o lo máximo posible. Si te cuesta, ponte uno de los audios o de los vídeos de relajación que encontrarás en mi canal de YouTube.
* Bebe agua e hidrátate a menudo (como mínimo, dos litros).
* Márcate metas a corto plazo. ¡Cada día que no consumes a tu gilipollas es un triunfo! PRÉMIATE CON PEQUEÑOS CAPRICHOS DIARIOS.
* No disimules tu dolor con tu ángel de la ruptura o con el Club anti-G. ¡Llorar libera!

Este es el plan de esta semana:

	LUNES	MARTES	MIÉRCOLES	JUEVES
	Día 8	Día 9	Día 10	Día 11
	D. E. Curva del duelo	D. E. Consumo cero (C0)	D. E. C0 Semáforo del consumo	D. E. C0 Gestión de redes 2.0
	VIERNES	**SÁBADO**	**DOMINGO**	
	Día 12	Día 13	Día 14	
	D. E. C0 Ángel de la ruptura	D. E. C0 Club anti-G	D. E. C0 Horas rosas	

SEMANA 2 — LAS SEIS ETAPAS DEL DUELO

DÍA 8. CURVA DEL DUELO[8]

La tarea de este día es que evalúes en qué fase del duelo posruptura te encuentras. Cada lunes escribirás el progreso de esta curva en tu diario emocional. Este es el proceso de seis etapas por el que pasarás para olvidar a tu ex:

LAS SEIS ETAPAS DEL DUELO PARA OLVIDAR A TU EXGILIPOLLAS

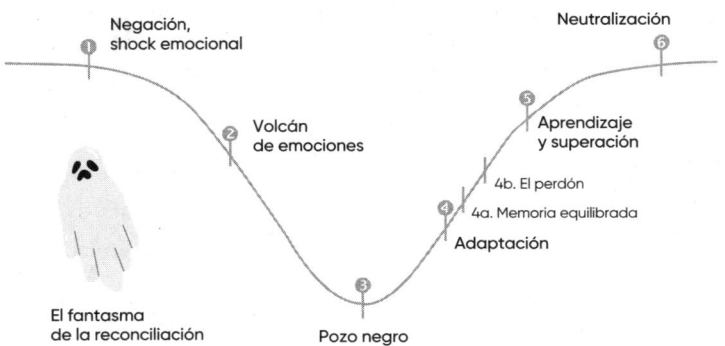

* **Etapa 1: negación o shock emocional.** Se caracteriza por la negación, por fingir que no necesitas ayuda, que estás bien y que no te duele haber acabado con él. También puedes estar en shock si tu pareja o tu gilipollas te deja de un día para otro, o si te enteras de una infidelidad. Hay mujeres que están en este estado de ceguera durante años o

8. Kübler-Ross, Elisabeth y David Kessler, *On grief and grieving. Finding the meaning of grief through the five stages of loss*, Nueva York, Scribner, 2005.

meses porque son incapaces de reconocer que la relación tóxica no funciona.

✳ **Etapa 2: volcán de emociones.** En esta fase pasarás por muchos sentimientos distintos: tristeza, pena e ira hacia tu gilipollas. Si hay algo por lo que te sientas culpable o le culpes a él, saldrá en este momento. Es importante que lo gestiones de forma sana para no «erupcionar» y arrepentirte después.

Durante el duelo puede aparecer el «fantasma de la reconciliación»: erróneamente, crees que tu gilipollas puede cambiar, que podéis volver a estar juntos y ser felices para siempre. Erradica a este fantasma o no te dejará avanzar. Este proceso no suele ser lineal. A veces vuelves a la etapa anterior, pero lo importante es ser consciente de ello y seguir avanzando.

✳ **Etapa 3: pozo negro.** Es el punto más bajo de todos. Son los días negros, cuando te sientes tremendamente triste por la ruptura, quieres volver con él y tienes muchos miedos, entre ellos, el de no encontrar a nadie como él (esa es la idea).

En esta fase pueden darse dos situaciones. La primera es que te autodestruyas: no comes, no duermes lo suficiente, te dañas o te compras lo que no necesitas para tapar tu dolor. La segunda la protagonizan mujeres que se bajan una aplicación de ligoteo. Es contraproducente porque, como no han superado al gilipollas anterior, con el nuevo hombre tampoco funcionará, y tendrán dos decepciones que procesar. Por eso se acaba repitiendo el patrón una y otra vez: no han llegado al final del proceso, a la etapa 6. Quizá pienses que, si tienes un nuevo hombre, no sufrirás por el gilipollas anterior, pero lo que en realidad ocurre es que no te permites estar sola para demostrarte que eres fuerte y poderosa, y que puedes con cualquier ruptura, que siempre se acaba saliendo.

* **Etapa 4: adaptación.** Empiezas a aceptar que la relación con tu gilipollas se ha acabado. Estás menos triste, las emociones están más procesadas y ves el futuro con ilusión. Empiezas a sonreír y recuperas las ganas de vivir. Ya ha pasado lo peor, ahora solo falta llegar a la etapa 6.

Entre las etapas 4 y 5 hay dos subfases:

- **Memoria equilibrada.** Ya ves lo bueno y lo malo de él. En las etapas anteriores, cuando aparecía el fantasma, solo veías los momentos buenos y por eso te hacía pensar que quizá podrías arreglar la relación. En esta etapa, eres más objetiva, ves todo lo malo, aunque también lo bueno.
- **El perdón.** Tienes que soltar todo el dolor que llevas en tu mochila emocional para andar más ligera. Al final del programa, en la semana 5, trabajarás el perdón de forma más profunda.

* **Etapa 5: aprendizaje y superación.** Tienes que hacer un balance de todo lo que has aprendido junto a él, para no repetir errores en la siguiente relación de pareja. Ves la vida con ilusión y estás preparada para avanzar a la última etapa.

* **Etapa 6: neutralización.** Es el «ni fu ni fa», que diríamos de manera coloquial. Significa que piensas en tu exgilipollas y ya no sientes nada. Te imaginas que está con otra mujer y no te genera emociones. Sencillamente, te da igual. Si lo ves en un restaurante con su nueva pareja, sigues tan «pichi» con tu vida.

Llegar a esta fase es importante. He visto a algunas mujeres que creen que han superado el duelo por su ex, pero en cuanto lo ven en persona sienten un pellizco en el corazón que les indica que no es así. Si te pasa, replantéate en qué etapa estás.

Si te apetece, cuando llegues a esta última fase puedes empezar a pensar en conocer a un nuevo hombre. Has de tener muy claro qué quieres para no repetir patrones tóxicos, y saber lo que jamás volverás a permitir. Estate atenta a las señales desde el principio y quiérete sobre todas las cosas.

Estas son las seis etapas por las que tendrás que pasar durante el programa de desintoxicación. Tarda lo que necesites; avanza sin prisas pero sin pausas. Algunas adictas tardan unos seis meses en llegar a la etapa 6, y otras un año, porque deben pasar por todas las fechas simbólicas (suele ocurrir en relaciones largas y muy significativas). En cambio, algunas lo superan en cuanto ven cómo es su gilipollas en realidad.

DÍA 9. CONSUMO CERO (C0)

El día 8 hemos visto las zonas de consumo; en la verde está el nivel más bajo, el consumo cero (C0), una pieza fundamental en tu proceso de desintoxicación. Síguelo a rajatabla, porque si haces trampas volverás a la casilla de salida.

Popularmente se conoce como «contacto cero», es decir, NO COMUNICARSE CON ÉL. Para mí, «contacto» es un término que se queda corto, y me parece incorrecto usarlo porque el objetivo no es solo que la adicta no hable con él (por llamada, por mensaje, etc.), sino que deje de consumir su droga: sus redes sociales, su entorno, etc. Por eso lo llamo «consumo cero», expresión que no encontraréis en otro libro. Como hablamos de adicción, el nombre apropiado es este y, en este caso, cero.

Muchas pacientes se confunden o se autoengañan con este término. Me han llegado a decir que han tenido contacto cero porque no han hablado con su gilipollas, pero lo han consumido todo el día. No les sirve de nada: de cara a la galería o a él no le han escrito, pero no han parado de pensar en él o de vigilar sus redes las veinticuatro horas.

Cómo conseguir un buen consumo cero

* **Mental.** En cuanto él te venga a la mente, pon en práctica la técnica «Parada de pensamiento». Para ello, imagínate una gran señal de STOP. Seguidamente, coge aire por la nariz y suéltalo despacio por la boca; después, vuelve a llevar la atención a lo que estás haciendo o a una tarea distractora, como inspirar y espirar en cinco respiraciones profundas. Debes entrenar para dejar de pensar en él. La mente es un músculo: si lo ejercitas con frecuencia, te obedecerá. Si tu ex vuelve a tu cabeza, haz otra parada de pensamiento, tantas veces como sea necesario. Algunas pacientes me dicen que se pasan todo el día pensando en él. No pasa nada, es normal, pero tendrás que realizar esta técnica cada vez que lo recuerdes.

* **Conductual.** No hagas algo que refuerce tu consumo. Por ejemplo, no cotillees sus redes sociales (o un consumo mínimo pactado contigo), no veas si está en línea en WhatsApp ni mires las fotos juntos que guardas en la galería del móvil. Para todo ello encontrarás un plan de gestión específico más adelante.

* **Oral.** No hables de él las veinticuatro horas del día (incluso en sueños). Desahógate con tus amigas o personas cercanas el tiempo que necesites, pero luego intenta cambiar de tema para que no se vuelva algo recurrente tanto en tu cabeza como con tu entorno.

* **Encuentros.** Queda terminantemente prohibido hacerse la encontradiza para consumir con disimulo, pasar por su casa ni ir a los restaurantes a los que él va. Intenta evitar todo lugar en el que creas que puede estar. ¿EN SERIO, SÍ? Tampoco te tunees para ir a un sitio en el que creas que te puede ver. Descarta la idea de que tu belleza es un arma de venganza; déjalo para las películas de sobremesa. No quiero que tus salidas giren en torno a un posible encuentro con él.

* **Círculo social y familiar.** Lo ideal sería que, poco a poco, dejes de hablar de él. Se considera consumo preguntar a tus amigos o familiares (o a los suyos) cómo está o si saben si tiene a una nueva persona en su vida. ¿QUÉ MÁS TE DA?

* **Excusas.** Es también consumo inventarte excusas —como me han dicho algunas de mis pacientes— como, por ejemplo, que le quieres devolver unas sábanas mugrientas porque crees que no puede vivir sin ellas. ¡VAYA EXCUSA MÁS MALA, MI QUERIDA YONQUI EN REMISIÓN!

Cada día, marca en el calendario si has cumplido con el consumo cero. Si necesitas afianzar las ideas sobre este tema, vuelve a leer este punto.

DÍA 10. SEMÁFORO DEL CONSUMO

Es muy importante que controles este semáforo para seguir avanzando en tu desintoxicación. De todos los ejercicios que te presento en el programa, este es uno de los más relevantes. Una vez que habéis roto, cada día deberás evaluar las ganas que tienes de volver a consumir tu droga (ponerte en contacto con tu ex, verlo, querer acostarte con él e, incluso, retomar la relación). Algunas mujeres están todo el día en un mismo color y otras fluctúan por diferentes zonas.

EL SEMÁFORO DEL DESEO

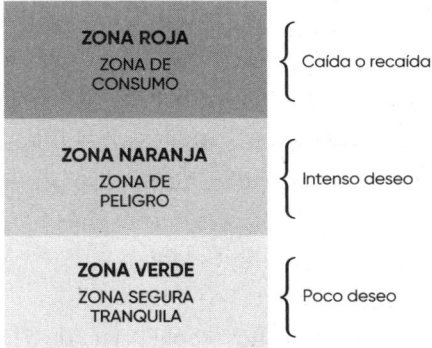

Puedes estar en una de estas tres zonas: verde, naranja o roja.

* **Zona verde o segura/tranquila.** Deseo cero o nula tentativa de consumir a tu gilipollas (pocas ganas de contactar con él, verle, etc.). Estás tranquila. Lo ideal sería que pases la mayor parte del tiempo en esta zona.
* **Zona naranja o de peligro.** Sientes un intenso deseo de consumirlo (contactar con él, verlo, retomar la relación, etc.), pero no lo has hecho. Estás a tiempo de dar marcha atrás y volver a la zona segura. ¡Aquí está la clave, saber pasar del naranja al verde! Debes controlar ese deseo y no recaer. El impulso te durará un tiempo, pero luego se reducen las ganas, es temporal. Tienes que dominar la situación para volver a la zona verde y no irte a la roja, que es cuando le escribes, quedas con él o lo consumes de alguna manera.
* **Zona roja o de consumo.** Has consumido: lo llamas, le escribes, lo ves, te acuestas con él o hay una aproximación de algún tipo. ¡Es fatal para el proceso! Cuando estás en rojo se desconecta la parte lógica del cerebro y te vuelves emocional, lo que te impide gestionar tus impulsos. Nunca debes llegar aquí porque ya no hay nada que puedas hacer. En esta zona, ya has consumido, y esto es malísimo para tu recuperación.

Elabora una lista de los disparadores que te llevan a consumir, es decir, los objetos, situaciones o personas que hacen que contactes con él o que pienses mucho en él.

Algunos posibles disparadores son:

* El día de su cumpleaños («Solo pretendo felicitarle»).
* Escuchar una canción que te recuerde a él («Quiero mandársela y decirle que lo echo de menos»).

* Pensar que no encontrarás a otro hombre («Deseo volver con él»).
* Ir a una boda y ser la única sin pareja («No sé si debí haberlo dejado»).

DÍA 11. GESTIÓN DE REDES 2.0

Hoy vas a trabajar la gestión de las redes sociales. Te recomiendo que lo bloquees en todas partes (online) para no caer en la tentación.

Si tiene el perfil privado, deja de seguirlo. Algunas pacientes me dicen que prefieren silenciar su perfil en vez de bloquearlo, pero si sus redes implican consumo para ti, te aconsejo el bloqueo.

Ayúdate a superarlo y póntelo fácil. Muchas mujeres gastan su energía en combatir el impulso de entrar en sus redes, de ahí que esto sea más útil. Puedes intentar no hacerlo, pero si ves que sigues entrando a cotillear su perfil, plantéate el bloqueo. ¡Soy muy fan! Creo que ayuda muchísimo en estos casos de desintoxicación. Hay pacientes que me dicen que su ex pensará que es una despechada... ¡AL CONTRARIO, ES DE DIOSA EMPODERADA! No le des permiso para seguir haciéndote daño y toma el control de la gestión de tus redes.

Respecto al WhatsApp, haz lo mismo: bloquéalo. En la mayoría de los casos, es lo ideal. Puedes buscar otras alternativas menos radicales, como silenciarlo para que no te salgan sus notificaciones, borrar su número para no ver la foto o dejarlo archivado.

Por lo que se refiere a las llamadas, si lo ves oportuno, también te recomiendo que bloquees su número. Si sigues mi consejo, tendrás que hacer un doble bloqueo: en las llamadas y en WhatsApp, pues no sirve el mismo. ¡He pasado por tantas rupturas con mis pacientes que tengo una tesis doctoral en este tema!

Si lo bloqueas en el móvil, en el caso de que te llame, le saldrá como que no se lo coges, pero no sabrá que lo has bloqueado. Otra opción es borrar su número de la agenda de contactos y así no lo tendrás a mano ni podrás consumir. Tanto si eliges borrar el número como bloquearlo, te ayudará a desintoxicarte. Puedes guardar su número anotado en alguna libreta, pero espero que no vuelvas a grabarlo en tu agenda de contactos.

Respecto al email, en algunos casos es la única vía que dejan abierta las adictas emocionales, y suelen bloquear todo lo demás.

¿Tarea hecha? ¡Elimina a tu ex del mundo virtual y digital!

DÍA 14. HORAS ROSAS

En la primera semana ya te he explicado lo que tienes que hacer los viernes y los sábados, así que pasemos directamente al… ¡domingo! Monta un plan contigo que repetirás cada semana, y mejor si es siempre el mismo día. Son las horas rosas: establece un plan de autocuidado de, como mínimo, dos horas para ti, en casa o fuera. El objetivo es que te mimes por dentro y por fuera, y que pases unos ratitos muy agradables intentando olvidarte de tu ex.

En la siguiente lista incluyo posibles planes autocapricho para que los tengas en cuenta. También puedes tener horas rosas entre semana, como un extra, aparte de las horas del domingo. Hay pacientes que lo hacen una vez al día, con un mínimo de quince minutos, para darse un pequeño placer. Estas ideas puedes distribuirlas a lo largo de las seis semanas del plan de desintoxicación.

Propuestas para las horas rosas

* Prepárate un baño con velas y música relajante.
* Regálate algo que te encante.
* Haz una lista de veinte logros de los que estés orgullosa en tu vida y dilos en voz alta.
* Llama a alguien que te haga sentir muy bien y pídele que te diga cinco cosas buenas de ti. Luego díselas tú a ella.
* Escribe frases motivadoras en pósits y pégalos por toda la casa.
* Ve a degustar un trozo de tarta en tu pastelería favorita.
* Cómprate un nuevo perfume e identifícate con ese nuevo aroma.
* Regálate flores porque tú lo vales y llena tu casa de color.
* Date un masaje casero en casa: úntate crema por todo el cuerpo y también en la cara. Puedes hacerlo en tu habitación, mientras escuchas música relajante.
* Escucha uno de mis pódcast en YouTube, iVoox, Apple Podcast o Spotify para reforzar tus conocimientos sobre la adicción emocional, la autoestima y las relaciones de pareja mientras respiras con tranquilidad.
* Abraza a alguien que quieras mucho y siente la oxitocina por tu piel.
* Crea una nueva lista de música que te haga sentir bien.
* Haz una lista de diez personas que te inspiren. Escribe por qué las admiras. Pueden ser mujeres que hayan supera-

do la adicción emocional. Si son tus amigas, habla con ellas cuando tengas días de flaqueza.

* Manda cinco mensajes de agradecimiento a las personas que más te estén ayudando en tu proceso de desintoxicación emocional.

* Revisa tus finanzas y evalúa tu situación. Haz un plan para los próximos meses. Hay mujeres que, después de romper, queman la tarjeta de crédito.

* Vuelve a tu infancia y pide a tus padres o familiares que te cuenten cómo eras de pequeña. Crea un álbum de tu niña interior o habla con tu madre para ver qué modelo de relación de pareja tenía con tu padre e identificar las diferencias y las similitudes entre vosotras. Es habitual que una madre con adicción emocional pase su patrón de conducta a su hija.

* Queda con tu familia para cenar en un lugar que te guste. Si mantenéis una buena relación, déjate mimar también por ellos.

* Ve a que te hagan un masaje profesional.

* Escribe diez cosas que te hagan reír. También puedes preparar una batería de chistes y contárselos a tu ángel de la ruptura o a tu Club anti-G.

* Regálate una mañana de mimos. Vete a un lugar bonito y pide que te preparen un gran desayuno. Empieza el día de forma placentera.

* Pide un día libre en el trabajo.

* Compra entradas para ir a un musical, a un concierto, a una exposición o a cualquier actividad que te encante.

* Escoge tu película favorita, prepara palomitas y ¡acción! Puedes invitar a alguien. Intenta evitar los filmes que te ponen triste.

* Monta un plan en la naturaleza. Puedes pasar el día en la montaña o rodeada de animales. Sube una foto a tus redes con la mejor de tus sonrisas. Cuando estuve en Japón, una mujer me comentó que abrazaba los árboles para sentirse mejor. Es una técnica bastante extendida (*forest bathing*). Dicen que Hilary Clinton la utilizó para superar la infidelidad de su marido.

* Escoge un libro que te apetezca leer y piensa en otros diez que te inspiren para el futuro.

* Apúntate a una ONG o a un voluntariado de dos semanas. Ayudar a otras personas dará sentido a tu existencia. Hay mucha gente que necesita ayuda (ancianos, gente sin recursos, perros sin hogar…).

* Crea un panel de sueños con fotos. Recorta imágenes de revistas que reflejen cómo te gustaría que fuera tu vida —la casa de tus sueños, el hombre ideal, etc.— y cuélgalo en la pared para visualizar tu futuro.

* Da un paseo terapéutico por algún lugar donde sientas paz y camina respirando de manera sosegada.

* Elabora una lista de ideas locas, lo que te gustaría hacer, pero nunca te has atrevido. Por ejemplo, tirarte en paracaídas.

* Hazte un book de fotos con un fotógrafo profesional.

* Prueba alguna actividad que te motive, como el yoga.

* Túmbate en la cama, respira hondo, y escucha la lluvia o el sonido de los pájaros.

Felicítate por haber completado la segunda semana. Es un proceso lleno de dificultades, pero lo importante es caminar día a día en tu recuperación. ¡TÚ PUEDES, ADELANTE! Pasemos a la tercera semana.

SEMANA 3. PLAN RENOVE

Voy a empezar repasando las tareas que tienes que repetir cada día, de las que ya hemos hablado:

* Lunes: repasar en qué fase del duelo te encuentras.
* Viernes: quedada con tu ángel de la ruptura.
* Sábados: cita con tus amigas del Club anti-G.
* Domingos: horas rosas, planes contigo que te inspiren a cuidarte.
* Cada día: escribir en tu diario emocional (marcar la zona del semáforo del consumo en que te encuentres) y mantener un consumo cero para no recaer. Y las tareas nuevas que asigne a diario.

¿Todo claro? ¡GENIAL! Esta tercera semana te centrarás en renovar tu casa y hacer limpieza, ya que empiezas una nueva etapa. ¡Desecha lo viejo y deja espacio a todo lo bueno y lo nuevo que está por llegar!

¿Cómo va tu motivación? Seguro que a tope, ¡lo estás haciendo muy bien! Te mando toda mi fuerza y ánimo para que sigas avanzando. Sigue luchando, coge esta semana con fuerza y determinación. ¡Empezamos!

	LUNES	MARTES	MIÉRCOLES	JUEVES
	Día 15	Día 16	Día 17	Día 18
	D. E. CO Balance del duelo Limpieza del hogar	D. E. CO Redecora tu casa	D. E. CO Limpieza online	D. E. CO Redecora la oficina
	VIERNES	**SÁBADO**	**DOMINGO**	
	Día 19	Día 20	Día 21	
	D. E. CO Ángel de la ruptura	D. E. CO Club anti-G	D. E. CO Horas rosas	

SEMANA 3 — PLAN RENOVE

DÍA 15. LIMPIEZA DEL HOGAR

Vas a empezar la semana limpiando todo tu hogar. Tira lo que ya no necesites: papeles guardados desde hace mucho tiempo y todo lo que te sobre. Si encuentras cosas de tu ex, métalas en la **caja de los recuerdos de la relación**. Deshazte de lo que no quieras conservar y guarda lo que te apetezca. Luego escóndela bajo la cama o en algún altillo para no verla. Puedes incluir sus regalos y sus cartas. La idea es que, a primera vista, en tu casa no quede nada de él. Es importante que, cuando entres en tu hogar, te sientas segura y protegida. Pasamos muchas horas allí como para que nos produzca incomodidad.

DÍA 16. REDECORA TU CASA

Vete de compras a una tienda de decoración. Elige objetos con los que te identifiques, que te gusten y que den luz y calidez al espacio en esta nueva etapa. Por ejemplo, compra cojines nuevos, alguna alfombra, incluso mantas. Con pequeños gestos, verás grandes cambios, y tu casa parecerá otra. Algunas mujeres encargan cortinas, pintan las paredes o ponen cuadros que les den fuerza. Cualquier elemento decorativo que te haga cambiar la imagen de la habitación funcionará. También puedes poner lámparas auxiliares o plantas. ¡Dale un giro a tu casa!

DÍA 17. LIMPIEZA ONLINE

Este día harás limpieza online: elimina del móvil todas las fotos que tengas con él y guárdalas en un pendrive o en una memoria externa, en el que también puedes meter todo archivo del ordenador que te recuerde a él. La idea es que, si aún no lo habías hecho, vacíes del mundo online todo lo que te haga pensar en tu ex. Por otro lado, puedes ir a tus redes sociales y borrar las fotos juntos o conservarlas en tu perfil. Tú decides.

Si de fondo de pantalla del móvil tenías una foto con él, cámbialo, y cómprate una funda que te guste para darle un nuevo toque a tu teléfono.

DÍA 18. REDECORA LA OFICINA

Para terminar el Plan Renove de esta semana, limpia la mesa y el ordenador de tu trabajo, por si queda algo que te recuerde a tu ex. Si teletrabajas, redecora la mesa o toda tu *home office* con objetos que te gusten, además de fotos con amigas, de viajes o con tu familia. También puedes colgar en la pared el panel de sueños que te propuse en las horas rosas para visualizar lo que quieres, e incluso plantas, que aportan vitalidad al espacio. La idea es que, cuando trabajes, todo te genere positividad.

Contesta a la siguiente pregunta: ¿cómo te sientes después de limpiar tu hogar, el ordenador, el móvil, la mesa de tu oficina o el despacho? Este proceso implica todos los niveles para que te sientas lo mejor posible en cada espacio en el que estés y en cada área de tu vida.

Sigue así, querida lectora. Vamos a la semana 4. ¡Has superado el ecuador del programa! ¡Motivación a tope, a por todas!

SEMANA 4. SÍNDROME DE ABSTINENCIA

¡Cada vez estás más cerca del final, te quiero incansable! ¡Vas a ganar la batalla a tu adicción emocional, como lo han hecho otras mujeres antes que tú!

Esta semana vas a aprender a controlar el síndrome de abstinencia o mono, las reacciones físicas y mentales que sufres cuando sales de la adicción emocional y ya no estás en esa relación tóxica.

En este momento puedes sentir mucha ansiedad, problemas de sueño, alteraciones en el apetito, ganas de llorar, tristeza, vacío emocional, angustia, depresión, agresividad e irritabilidad. A veces este síndrome puede durar días o semanas, y se produce justo después de dejar la relación con el gilipollas.

Es normal que te sientas así, forma parte del proceso de desintoxicación. Lo importante es que no recaigas con el gilipollas, que no vuelvas con él ni abras ninguna ventana. Cuando sepas manejar estas sensaciones desagradables, habrás evolucionado. Tu cuerpo se está limpiando, y tienes que dejar que siga sanando.

En este momento puedes tener muchísimas ganas de consumir, de volver con tu ex. Tranquila, es temporal, esas ganas se pasan. Es importante que aprendas a controlar el impulso con las actividades que puedes ver en el siguiente calendario. ¡ADELANTE!

		LUNES	MARTES	MIÉRCOLES	JUEVES
SEMANA 4	**SÍNDROME DE ABSTINENCIA**	Día 22	Día 23	Día 24	Día 25
		D. E. CO Balance del duelo Autoboicot	D. E. CO Vacunas mentales	D. E. CO Mitos del amor romántico	D. E. CO Acciones anti-G
		VIERNES	**SÁBADO**	**DOMINGO**	
		Día 26	Día 27	Día 28	
		D. E. CO Ángel de la ruptura Autocalma	D. E. CO Club anti-G	D. E. CO Horas rosas	

DÍA 22. AUTOBOICOT

Empieza la semana con este ejercicio. Cuando hay abstinencia y le echas de menos, es importante que no te autodestruyas. El autoboicot puede aparecer en cualquier momento de la desintoxicación. Quiero que escribas una lista de las conductas tóxicas que estás teniendo para contigo, como no cuidarte o dañarte (tener citas con otros, no dormir, beber mucho alcohol, fumar, etc.). Respecto a tu ex, elabora la «lista de la espía»: puedes estar poniendo en práctica acciones tóxicas de comprobación, como mirar la foto de su perfil de WhatsApp. Si es así, plantéate las actividades del día anterior para hacer las cosas bien. Decide cómo vas a actuar contigo de aquí en adelante.

DÍA 23. VACUNAS MENTALES

Hoy vamos a averiguar qué ideas te atan a tu ex. Tendrás que aprender a ponerte vacunas mentales para protegerte del virus de la adicción emocional, pues debes tener pensamientos objetivos sobre tu relación. Esta parte es clave para desintoxicarte: los pensamientos crean tu realidad, de esto depende que tengas un diálogo interior constructivo para avanzar en tu recuperación. Los ejercicios de esta semana son fundamentales para que aprendas a hacerlos correctamente.

Todos tenemos una voz interna que nos habla. El autodiálogo puede ser constructivo o destructivo. Si identificas que es negativo, cámbialo a un lenguaje más positivo.

Es importante que identifiques los miedos y los pensamientos limitantes que te mantienen atada a tu exgilipollas y te impiden romper con él. Por ejemplo, «No encontraré a nadie como él», «Estaré siempre sola», «Mejor tener a alguien, aunque me trate mal» o «No podré casarme ni tener hijos».

Escribe en dos columnas los pensamientos malos que te atan a él. En la primera, anota las creencias que te unen a tu gilipollas cuando te pones las «gafas borrosas» y, en la segunda, la traducción de lo que es cuando te pones las «gafas de la realidad».

CREENCIAS LIMITANTES QUE TE ATAN A ÉL (GAFAS BORROSAS)	TRADUCCIÓN OBJETIVA (GAFAS DE LA REALIDAD)
– Soy vieja para encontrar a alguien.	– Tengo 33 años. ¡Aún puedo encontrar a alguien!
– Nadie me va a querer porque soy fea.	– Primero, aprendo a quererme y luego me encargo del amor.
– Si fuera más delgada, atraería más a los hombres.	– Voy a trabajar para verme más atractiva y decirme mensajes positivos cuando me mire al espejo.
– Discutíamos con tanta intensidad porque nos amábamos de verdad.	– No era un amor sano, era adicción emocional. Esa intensidad me estaba matando en vida.
– No voy a volver a sentir tanta pasión con un hombre.	– ¡Esa es la idea! No quiero volver a «drogarme» con un hombre.

CREENCIAS LIMITANTES QUE TE ATAN A ÉL (GAFAS BORROSAS)	TRADUCCIÓN OBJETIVA (GAFAS DE LA REALIDAD)
– A su modo, me quería.	– Solo se ama a sí mismo. Una persona que te quiere, ni te maltrata ni abusa de ti.
– Mejor estar con él que sola.	– Mejor estar conmigo y dejar espacio para encontrar a un hombre que me quiera de verdad en una relación de interdependencia.
– Nunca me recuperaré de la ruptura.	– ¡Claro que sí, es un duelo de seis etapas! Millones de personas pasan por una ruptura, y nadie ha muerto por amor.
– Él tenía todo lo que busco en un hombre.	– Lo tenía idealizado, era solo un disfraz. Debajo estaba su verdadero ser, que era lo peor.
– No podré ser madre, se me va a pasar el arroz.	– Puedo congelar mis óvulos, ser madre monoparental o adoptar a un bebé. Hay muchas opciones para ser mamá.

DÍA 24. MITOS DEL AMOR ROMÁNTICO

Siguiendo con el modelo del día anterior, hoy vamos a trabajar los mitos del amor romántico. Es muy importante que deseches viejas ideas que ya no te sirven para afianzar las nuevas. En el imaginario colectivo recopilamos pensamientos que te atan a la adicción emocional. Escribe en la siguiente tabla los mitos que tú tienes en la columna de la izquierda y, en la derecha, la traducción sana de cada uno. Verás que he añadido algunos ejemplos. Esta vez quiero que completes la segunda columna de la tabla para que identifiques la respuesta correcta. Puedes añadir otros mitos que tengas.

MITOS DEL AMOR ROMÁNTICO (GAFAS ROSAS)	TRADUCCIÓN OBJETIVA (GAFAS DE LA REALIDAD)
– El príncipe azul existe.	
– Quiero buscar a mi media naranja.	
– El amor de verdad se da cuando somos uno.	
– Soy propiedad de mi pareja.	
– El amor es lo más importante, aunque implique anularme a mí misma.	
– Si siente celos, me quiere de verdad.	
– Por amor hay que aguantarlo todo.	
– El amor es para siempre.	

¿Ves la diferencia entre pensar de forma errónea debido a los mitos y tener una traducción acertada de lo que significan en realidad? Sigue en el proceso con las «gafas de la realidad». Tener buenas ideas te ayuda a seguir avanzando en tu desintoxicación.

DÍA 25. ACCIONES ANTI-G

Volvamos al semáforo del consumo que ya vimos: cuando entres en la zona naranja, emprende estas acciones para bajar a la verde. Haz una lista de veinte que puedes poner en práctica cuando sientas el impulso de consumir (te propongo algunas a modo de ejemplo). En lugar de caer, realiza este ejercicio.

Las veinte acciones anti-G

1. Llamar a una amiga del Club anti-G o a mi ángel de la ruptura.
2. Dar un paseo.
3. Practicar técnicas de relajación.
4. Apagar el móvil hasta que se me vaya el impulso de consumir.
5. Tener pensamientos realistas sobre la relación tóxica con él.
6. …
7. …

Completa la lista con quince ideas más. Si no se te ocurren, quizá tus amigas puedan ayudarte. Interioriza estas acciones para ponerlas en práctica en momentos de zona naranja. Puedes llevarla como nota en el móvil o dejarla en un sitio visible de la casa para tenerla a mano.

DÍA 26. AUTOCALMA

Hoy aprenderás a calmarte. Haremos lo que se conoce como «autorregulación», la capacidad que tienes de controlar y manejar tus reacciones emocionales, sentimientos e impulsos sin ayuda de los demás. Lo opuesto es la desregulación, que se da cuando no eres capaz de tranquilizarte, sino que te pone más nerviosa todo lo que piensas o haces.

Esto es muy desadaptativo y disfuncional, ya que ocasiona muchísimos problemas y puede generar posibles recaídas con tu exgilipollas. Una gran cantidad de adictas emocionales no han aprendido a calmarse solas, por eso recurren a su pareja o a su ex para que haga ese trabajo por ellas. También nuestros padres tendrían que habernos enseñado de niños a autorregularnos. Esta función es de las más importantes a nivel mental. Si no has aprendido hasta ahora, es fundamental que lo hagas para no tener que recurrir a los demás cuando sientas mucha ansiedad. ¡Tú puedes!

Para aprender a calmarte, medita y haz un ejercicio de relajación de trece minutos. Como ya he comentado, si tecleas en el buscador de YouTube «Relajación y meditación guiada para la ansiedad y dormir» o buscas el listado «Tu momento zen» de mi canal Psicóloga Lara Ferreiro, encontrarás muchos audios que te ayudarán a calmarte cuando sientas ansiedad. Mientras lo escuchas, practica la «respiración del bebé o antipánico». Se hace en tres tiempos: coge aire por la nariz, retenlo cinco segundos y suéltalo poco a poco por la boca.

Las pacientes que practican la meditación a diario, o cuando están en la zona naranja, utilizan la «respiración del bebé» para bajar a la zona verde y no consumir.

Usa las herramientas de gestión emocional para aprender a relajarte. Cada vez que necesites repasarlas, vuelve a esta semana. Tienes que sentirte muy satisfecha por seguir tan motivada en el proceso. Ya no queda casi nada. ¡Confío en ti! ¡Adelante, luchadora!

SEMANA 5. UN NUEVO COMIENZO

¡BIENVENIDA A LA QUINTA SEMANA DEL PROGRAMA! Ahora que ya has interiorizado y sabes utilizar las herramientas anteriores, empezarás a gestionar el comienzo de tu nueva vida. Estos siete días te dedicarás en cuerpo y alma a hacer un balance de cómo estás y averiguarás qué pasos has de dar para tener la vida que siempre quisiste.

Has de sentirte libre de la adicción emocional, con una autoestima firme, y rodeada de gente que te nutra de verdad. ¡Vamos, gladiadora, nadie ni nada puede contigo! Te presento el calendario de esta semana:

	LUNES	MARTES	MIÉRCOLES	JUEVES
	Día 29	Día 30	Día 31	Día 32
	D. E. C0 **Balance del duelo** Los quesitos de tu vida	D. E. C0 Tu nueva imagen	D. E. C0 Limpieza social	D. E. C0 El perdón
	VIERNES	**SÁBADO**	**DOMINGO**	
	Día 33	Día 34	Día 35	
	D. E. C0 **Ángel de la ruptura**	D. E. C0 Club anti-G	D. E. C0 Horas rosas	

SEMANA 5 — UN NUEVO COMIENZO

DÍA 29. LOS QUESITOS DE TU VIDA[9]

Ahora que te has metido de lleno en tu rediseño integral, evalúa en qué punto de partida te encuentras. Puntúa del 0 al 10 tu nivel de satisfacción en las diferentes áreas de tu vida (0: «No estoy nada satisfecha»; 10: «Estoy muy satisfecha»). Puedes calcar esta rueda en tu cuaderno antes de hacerlo como en el ejemplo que te presento a continuación:

---

9. El concepto «rueda de la vida» fue acuñado por Paul J. Meyer, pionero en el área de desarrollo personal y profesional, además de fundador del Success Motivation Institute.

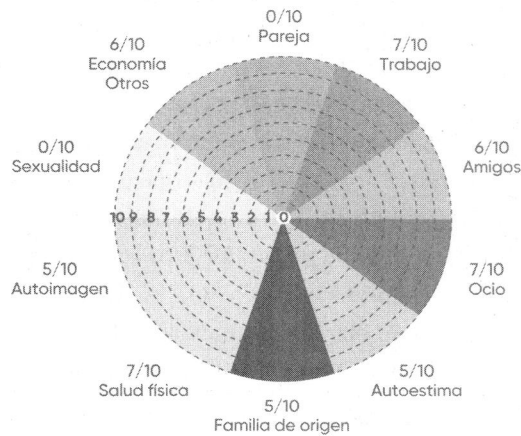

LOS QUESITOS DE MI VIDA

0/10
Pareja

6/10
Economía
Otros

7/10
Trabajo

0/10
Sexualidad

6/10
Amigos

10 9 8 7 6 5 4 3 2 1 0

5/10
Autoimagen

7/10
Ocio

7/10
Salud física

5/10
Autoestima

5/10
Familia de origen

Una vez que has completado todos los quesitos, quiero que te plantees qué cambios vitales vas a realizar a partir de ahora para subir las notas de satisfacción en las zonas que hayan salido más bajas. Es importante que pongas tu vida en orden y emprendas acciones concretas para mejorar. En tu realidad pasada como adicta emocional, tu mundo giraba en torno a la pareja, pero ahora es mucho más amplio, con diferentes áreas que debes llenar.

Escribe qué cambios vitales quieres implementar a partir de ahora y comprométete con ellos.

DÍA 30. TU NUEVA IMAGEN

Toda nueva etapa exige una nueva imagen. Quiero que te mires al espejo y que te preguntes cómo te sientes y qué relación mantienes con tu cuerpo. Después, haz limpieza de armario: selecciona todas las prendas que no te gusten y tíralas o dónalas. Guarda solo las que te hayas puesto en el último año y las que no llevabas porque a tu gilipollas no le gustaban; lo demás, reubícalo o deshazte de ello.

Cuando acabes, vete de compras. Ya en la tienda, para salir de tu zona de confort, pruébate prendas que jamás te habrías puesto y pregúntate cómo te hacen sentir. También puedes ir a la peluquería y cortarte el pelo o teñirte de otro color. ¡Deja que aflore la diosa que llevas dentro!

A continuación, busca en la memoria del móvil diez fotos en las que te veas muy favorecida: míralas y piropéate. Pregúntate cómo te sientes al hacerlo, en qué momento emocional estabas o qué look llevabas. También es importante que cuides cómo te hablas cuando te miras al espejo: sé cariñosa contigo. Cuando las mujeres piensan en su cara o en su cuerpo, el autoodio es habitual. ¡Háblate con compasión y acéptate!

DÍA 31. LIMPIEZA SOCIAL

Sigue trabajando en las diferentes áreas de tu vida. ¡No podía faltar el entorno social! Quiero que te preguntes qué personas seguirán a tu lado en esta nueva etapa y cuáles son las que ya no necesitas, bien porque sean vampiros emocionales o porque sean tóxicas para ti. Incluye a los que ya no vas a frecuentar y a los que quieres ver más porque te nutren el alma. Plantéate también qué relación quieres con los amigos que tu gilipollas y tú teníais en común. A veces hay que sacrificar a algunas personas, ya que sabes que si mantienes el contacto con ellas quizá te empujen a consumir de nuevo. Lo importante es que te rodees de gente que te haga sentir muy bien y que saque todo lo bueno que llevas dentro.

Haz una tabla de dos columnas en tu cuaderno: anota en la columna de la izquierda qué personas van a salir de tu vida y, en la de la derecha, cuáles vas a mantener en ella. Escribe al lado las razones por las que has tomado esa decisión.

PERSONAS QUE SE VAN DE TU VIDA	PERSONAS QUE SIGUEN EN TU VIDA

DÍA 32. EL PERDÓN

Ayer hiciste limpieza social. Ahora quiero que evalúes si guardas rencor hacia esas personas que van a salir de tu vida. Si es así, pregúntate por qué y cómo puedes librarte de ese sentimiento negativo. Utiliza la **técnica de los globos negros** para obtener el perdón, el último paso del duelo: escribe en pósits los motivos por los que guardas rencor a tu ex y cómo lo puedes perdonar. Después, coge un globo negro por cada nota. A continuación, ve al campo o la montaña sola, con tu ángel de la ruptura o con el Club anti-G.

Cuando llegues, lee un motivo, métalo en uno de los globos, hínchalo y luego suéltalo para que vuele. Haz lo mismo con todos tus rencores acumulados.

Hay mujeres que, para soltar la rabia, prefieren la guerra de almohadas: cogen una y la golpean sobre la cama hasta que no pueden más para sacar toda esa ira contenida. Otra opción es irse a la montaña a gritar. La idea es que puedas hacerlo de forma sana para no dañar a nadie, ni siquiera a ti misma.

Perdonar es básico para no acumular rencor en tu mochila emocional. Si perdonas, liberas las emociones negativas atrapadas que no te permiten avanzar.

¡Felicidades! La sexta semana nos centraremos en prevenir una posible recaída. Ya no queda nada, estás llegando a la meta. ¡Ole tú! ¡Vamos, sin desfallecer!

SEMANA 6. ¡SOS, PLAN DE PREVENCIÓN ANTIRRECAÍDAS! (POR SI ACASO)

¡Esto ya se acaba, solo falta el último empujón! La sexta semana es para intervenir en caso de posible recaída. ¡Espero que no llegues a usarla! Pero quiero que estés preparada, porque es mejor prevenir que curar. Este es el calendario:

	LUNES	MARTES	MIÉRCOLES	JUEVES
	Día 36	Día 37	Día 38	Día 39
	D. E.	D. E.	D. E.	D. E.
	C0	C0	C0	C0
	Balance del duelo	Recaídas con hijos	Doce mandamientos	Premios
	Repaso			
	VIERNES	**SÁBADO**	**DOMINGO**	
	Día 40	Día 41	Día 42	
	D. E.	D. E.	D. E.	
	C0	C0	C0	
	Ángel de la ruptura	Club anti-G	Horas rosas	
			Carta a tu yo futuro	

SEMANA 6 · ¡SOS! ¡PLAN DE PREVENCIÓN ANTIRRECAÍDAS! (POR SI ACASO)

DÍA 36. REPASO

Por lo que se refiere a volver a consumir, hay que distinguir entre la caída y la recaída, pues no son lo mismo. Caer es cuando escribes una vez a tu gilipollas y no vuelves a hacerlo. Recaer es cuando vuelves a consumir una y otra vez, lo que implica una metedura de pata mucho más importante. Siguiendo el ejemplo de las drogas, una caída sería si una noche consumes un gramo de cocaína pero no lo vuelves a hacer; y una recaída sería volver al consumo de siempre y hacerlo todos los fines de semana. En el caso de que hayas caído o recaído con tu exgilipollas, quiero que te preguntes qué ha pasado.

Aprende de esta experiencia. Deberás repasar las tareas desde el principio, ver dónde te has trabado y qué ha provocado tu caída o recaída. Te recomiendo que vuelvas a alguna de las tareas, como la lista de la película de terror del día 4, para que recuerdes todo lo malo que te ha hecho. También debes analizar en qué fase del proceso del duelo estás y qué harás para evitar que vuelva a ocurrir. A estas alturas del proceso tendrías que haber puesto en práctica todos los cambios que te he ido indicando: repasa la gestión de las redes sociales o del WhatsApp por si necesitas bloquearlo del todo y aún no lo has hecho. También puedes hablar con tu ángel de la ruptura o con tu Club anti-G y explicarles lo que te ha pasado y por qué has recaído. Evalúa los disparadores que te han empujado a hacerlo.

¡No te desanimes! Tienes que aprender de la experiencia para seguir avanzando y que no vuelva a ocurrir. Continúa con la cabeza bien alta, ¡tú puedes!

DÍA 37. SI TIENES HIJOS CON TU EXGILIPOLLAS

Si tienes hijos con tu ex, deberás ser muy firme y llevar a rajatabla el programa de desintoxicación radical. Mantén el mínimo contacto con él, solo el imprescindible por tus hijos. En caso de que la situación se vuelva tensa, puedes comunicarte por email. La idea es que la dinámica esté cada vez más clara para que no tengáis que hablar sobre ella. Al principio habrá un proceso de adaptación, pero poco a poco la situación se irá normalizando.

En esta situación, adapta el proceso a tus circunstancias personales. Deberás pasar un doble duelo: por la relación de pareja que se ha acabado y por la familia, que suele ser lo más duro porque ya no vais a estar todos juntos. Convéncete de que es lo mejor para todos, en especial para tus hijos, que se merecen un buen modelo de pareja. Si es necesario, gestiona el tema de la custodia con un abogado.

Si has recaído con él y piensas darle una oportunidad como pareja por la añoranza de estar todos juntos, debes volver al inicio del programa y hacer todos los ejercicios desde el principio o pedir ayuda psicológica.

DÍA 38. LOS DOCE MANDAMIENTOS ANTIADICCIÓN

Memoriza estas doce ideas clave como la contraseña de tu teléfono. Puedes imprimirlas y pegarlas donde quieras o anotar cada una en un pósit y distribuirlas por tu casa.

1. **No tengo por qué permitir este abuso emocional. Solo yo puedo salvarme, nadie lo hará por mí.** Soy responsable de mi estado emocional, y a partir de ahora cojo el timón de mi vida para llegar a buen puerto. Me merezco ser feliz. ¿A quién eliges a él o a ti?

2. **La mayoría de los hombres que agreden no son enfermos (no se curan), son MALOS.** Si estuviera enfermo ejercería la violencia contra cualquier persona de forma indiscriminada, no solo contra una mujer. JAMÁS cambiará porque tiene su cerebro alterado, como hemos visto en el perfil del psicópata narcisista. No se puede luchar contra su cerebro. Mi gilipollas no siente ni culpa ni empatía por lo

que me hace. No cree que tenga que cambiar ni que haga nada malo. Es un narcisista y mala persona.

3. **Cuando tenga el síndrome de abstinencia, pensaré que es un momento de debilidad que me generará un impulso** que tendré que gestionar para no volver con mi abusador emocional ni para contactar con él. Cuando se me pase, estaré fuera de la zona de peligro. (¡ESTE PUNTO ES CLAVE PARA EVITAR LAS RECAÍDAS!). Activaré el plan de EMERGENCIA detallado en esta última semana y repasaré cada tarea que me ayude a seguir con mi desintoxicación emocional. Tengo que desengancharme de ese gilipollas de una vez por todas. Es normal sentir el mono porque tengo que echarlo de mi cabeza, porque ha secuestrado el circuito de la recompensa de mi cerebro. Es un okupa emocional.

4. **Queda terminantemente prohibido consumir mi droga emocional con cualquier tipo de excusa o en ninguna circunstancia.** ¡PASE LO QUE PASE, C0! Si tengo hijos, adecuaré el plan.

5. **¡Soy una guerrera y voy a luchar con todas mis fuerzas para curarme de mi adicción emocional! ¡Soy fuerte y poderosa, y lo voy a demostrar!** Será un proceso muy doloroso a corto plazo, pero liberador en el futuro. Quiero imaginar cómo me sentiré cuando lo supere.

6. **Miles de mujeres en el mundo han podido desintoxicarse de una adicción emocional a un gilipollas. ¡No voy a ser menos!** Si ellas pudieron, yo también. Ayudaré con mi ejemplo a otras personas que les pase algo parecido. Las podré guiar y alumbrar en su oscuridad.

7. **Soy una diosa, me quiero, me acepto y me respeto.** No necesito a una pareja para ser feliz. Si un hombre viene a mi vida, tiene que ser buena persona y estar enamorado de mí, y yo de él. Merezco una relación con un hombre solo para mí, sin tener que compartirlo. Soy una mujer maravillosa y deseable. ¡Merezco ser feliz!

8. **La vida es demasiado corta como para perder mi mayor tesoro —el tiempo— con un gilipollas.** Nadie puede hacerme daño sin mi consentimiento. Soy yo la que permite que me destroce la vida.

9. **Hará todo lo posible para que yo vuelva a la jaula en la que me tenía atrapada.** Querrá violar las reglas del C0 (si no te ha dejado por otra, porque suelen triangular o ser infieles). No voy a permitir que vuelva a enredarme con sus mentiras ni voy a justificar sus abusos. Muchos hombres han tenido una infancia difícil o una vida complicada y no torturan psicológicamente a sus parejas.

10. **Las palabras no valen nada, solo los hechos.** Voy a ponerme los auriculares con cancelación de ruido y no escucharé nada que salga de su boca. Me taparé los oídos y veré los hechos, lo que hace por mí. Al final, lo que le cuesta a un hombre son las acciones. Sus mentiras son un instrumento social para manipularme.

11. **No volveré a permitir una relación de abuso emocional o físico** en ninguna área de mi vida. Con la única persona que estoy desde que nací hasta que me muera es conmigo, así que es la relación más importante de mi vida y la que debo cuidar. Tengo amor propio y autoestima, me quiero por encima de todo. Si no me amo y me acepto,

me engancharé al primer gilipollas que pase para que me dé el suplemento que no sé darme.

12. **Soy adicta emocional y no tomaré la iniciativa de romper con él, así que me voy a obligar a dejar esta relación o ligue.** Hay una lucha entre mis emociones y mi razón. Mis sentimientos quieren su droga emocional, seguir con él, y mi cabeza me dice que me está destrozando. Voy a tener que fiarme de la razón y ver la realidad tal como es. Haré caso a mis pensamientos racionales, que son los que me van a ayudar a salir de esta adicción emocional.

Es como cuando un médico le dice a un adicto al tabaco «O dejas de fumar o te morirás de cáncer de pulmón», pero él no quiere porque está enganchado, pero sabe que debe hacerlo. Tú, igual que él, tienes que dejar tu droga emocional por mucho que te duela. Te está matando por dentro.

DÍA 39. PREMIOS

Ahora sí, querida lectora, ha llegado el momento de la entrega de premios. Te los mereces por haber luchado hasta el final y por haber llegado hasta aquí. De lo contrario, vuelve al día que te atascaste y haz los ejercicios desde ese punto. Los premios tendrán que esperar hasta que completes el programa.

✳ Cómprate el **símbolo del poder**. Puede ser un anillo, una gargantilla, un bolso, una prenda de ropa..., algo que te diga lo VALIENTE que has sido para que te recuerde que eres una mujer nueva y libre de la adicción emocional. Es importante tener algo material que simbolice tu lucha.

* **Planifica un viaje con tu ángel de la ruptura o con tu Club anti-G**, o hazles un regalo. Se lo merecen todo por haber sido tan buenas amigas. Ahora vas a celebrar tu éxito, puede ser una escapada de liberación. Hay personas que se apuntan a un retiro de yoga o a un centro de autocuidado como refuerzo. Incluso he visto pacientes que hacen un viaje espiritual, como a India, Sri Lanka o Asia, en busca de experiencias profundas. Puedes planificarlo y hacerlo cuando puedas.

Te mereces todos los premios que quieras darte por haber llegado hasta el final. ¡Estoy tremendamente orgullosa de ti! ¡Hoy es día de celebración!

DÍA 42. CARTA A TU YO FUTURO

Cierra este último día del proceso de desintoxicación radical, el cuarenta y dos, con una carta para ti. Quiero que la escribas pensando en todo lo que has aprendido, en cómo te encuentras y en cómo te gustaría verte en el futuro.

Es increíble, pero a los veinte años escribí una carta al futuro de mi próxima década. A los treinta la encontré en una caja durante una mudanza... ¡Había cumplido todos mis objetivos! Puse que iba a vivir en Nueva York, que iba a trabajar allí como psicóloga, y ¡ocurrió! El poder de la visualización es muy fuerte: hace que tomes decisiones para que tus metas se conviertan en realidad.

Si te apetece, comparte conmigo y con otras mujeres en Instagram alguno de los ejercicios del programa de desintoxicación. Puedes hacer una foto al cuaderno para que los veamos o ¡participar con lo que quieras! Etiquétame —@psicologa_larafe rreiro— y utiliza los hashtags #ladamadehierro, #adictaaungilipollas o #adiccionemocional para que te encuentre. ¡SÚMATE A NUESTRA COMUNIDAD DE GUERRERAS EN LAS REDES SOCIALES!

¿Cómo te sientes ahora, libre de la adicción emocional? No te para nadie. Puedes lograr todo lo que te propongas. ¡Qué peso te has quitado de encima! Ahora vivirás tranquila, en paz, sin un hombre tóxico que te destruya.

¡¡¡Enhorabuena!!! ¡¡¡Felicidades, amiga!!! Hemos llegado al final del programa de desintoxicación radical en seis semanas. La lucha ha merecido la pena. ¡Eres una mujer nueva con un futuro prometedor por delante! ¡DISFRÚTALO!

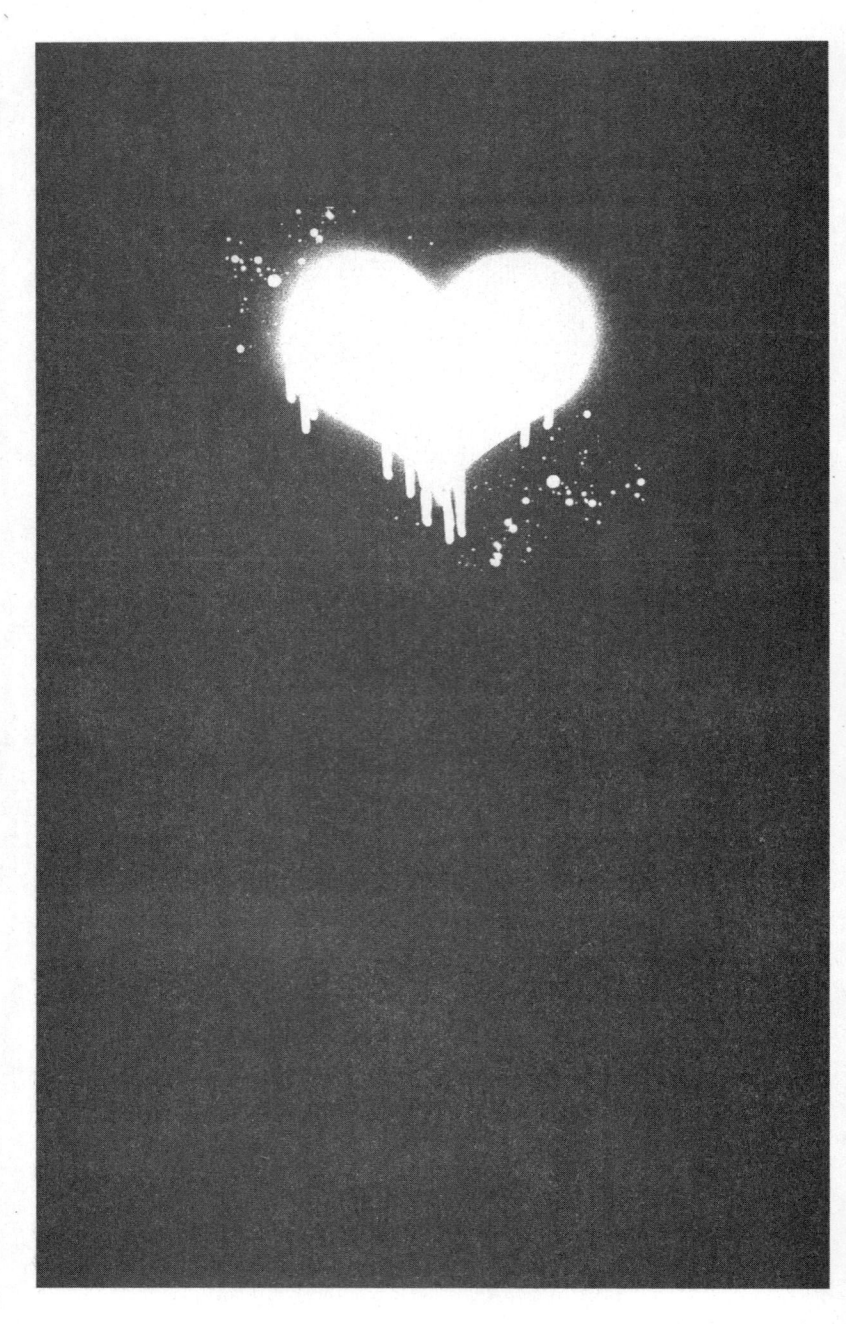

5

OPERACIÓN AUTOESTIMA

Mi guerrera, ¡lo has conseguido! ¡Has llegado hasta el final! Has cumplido tu parte del trato, lo sabía. Confiaba en que lo conseguirías y así ha sido. Puedes sentirte orgullosa de tu progreso y de tus resultados. Quiero que sigas empoderada. ¡Bienvenida a tu nueva vida!

Creo que hay muchas vidas en una. Todas son un camino imperfecto lleno de subidas, bajadas, heridas del alma, decepciones, alegrías, sorpresas y muchos aprendizajes. Soy de las que creen en las «causa-lidades», no tanto en las casualidades. Gracias a lo que hemos vivido y a cada una de las experiencias, somos más fuertes, poderosas, sabias y auténticas. Tenemos que honrar nuestro pasado para aprender de él. Sin esas enseñanzas, no seríamos quienes somos. Ahora eres una roca muy fuerte y compacta llena de cicatrices emocionales, tus mayores tesoros. A veces sufrimos y en otras ocasiones disfrutamos, pero cada momento vital importante, sea positivo o negativo, es como una piedra preciosa que atesoramos en nuestra mochila emocional para seguir caminando por el fascinante y misterioso sendero que es la vida.

Hemos hecho un viaje, pero ha llegado a su fin. Para mí ha sido un verdadero placer acompañarte en tu proceso de desintoxicación. Siento que te conozco porque he establecido una relación contigo, ya que te hablo a ti, mi querida lectora. Nunca pensé que escribiría un libro… Entre las clases que imparto en la universidad, la clínica, la divulgación en medios y mi vida personal (rodeada de gente maravillosa que debo cuidar) pensaba que no tenía tiempo. Pero lo he sacado de debajo de las piedras para ti. Y esta ha sido una de las mejores y más bonitas experiencias de mi vida. Estoy a punto de las lágrimas al escribir estas últimas líneas, y como la Dama de Hierro que soy, no me suele ocurrir. Bromas aparte, hemos reído, llorado y hemos pasado por varias etapas. La primera ha sido identificar tu adicción emocional, detectar tu perfil único de adicta y elaborar tu rueda de adicta. Después hemos diseccionado a los gilipollas (ahora ya sabes a qué perfil(es) estabas dando permiso para te amargasen la vida). Y, por último, hemos pasado juntas por el programa de desintoxicación radical de seis semanas.

También ha sido un proceso en el que he tenido que mirarme al espejo y hablarte, desde mi alma, para transmitirte todo lo que sé y todo lo que he aprendido. Para mí —sí, te hago spoiler o un pequeño avance— no es un adiós definitivo, es un hasta luego. Espero que muy pronto podamos encontrarnos de nuevo. El libro está pensado como el primer volumen de una trilogía sobre la adicción emocional. El segundo, que empezaríamos donde lo hemos dejado (en la Operación autoestima), será otro viaje al centro de tu núcleo interno, el amor propio, para que aprendas a quererte y a amarte desde lo más profundo. De momento, el tema del tercer libro es secreto, aunque tengo clarinete de qué será… ¡VIENEN CURVAS, SEÑORAS! Pero el orden puede variar… ¡Factor sorpresa incluido!

Recuerda que la relación más importante es la que mantenemos con nosotras mismas. Detecta cuándo te hablas mal y corrígete para no seguir acumulando basura en tu cabeza. Quiero que aprendas a quererte y que la persona que esté a tu lado, el hombre que te acompañe en esta vida, sea digno de tu amor. No vuelvas a permitir que nadie te destruya o no te ofrezca lo que te mereces. También tú tienes que dar amor de calidad a la otra persona para que, juntos, podáis desarrollar una relación sana de pareja.

Cuando las mujeres llaman a la clínica para empezar terapia, me da mucha pena ver cómo han sufrido durante tanto tiempo. La petición de terapia suele llegar, de media, con cinco años de retraso. ¡Telefonean 1.825 días tarde! Muchas piensan que pueden solucionar sus problemas solas o no saben que sufren adicción emocional. Reconocer que necesitas ayuda es de personas fuertes, guerreras y valientes. Mi lema en la vida es «UTILÍZALO TODO PARA AVANZAR», así que, ¿por qué no pedir ayuda profesional?

En la universidad me apunté a la asignatura Crecimiento personal. El profesor daba terapia, y fue lo mejor que hice durante la carrera: me quité «kilos» de encima, y eso que pensaba que no tenía nada que mirarme porque soy una persona muy feliz y agradecida que adora a su familia. Al igual que vamos al gimnasio cada semana, habría que ir a terapia. ¡El gimnasio de las emociones es liberador! Te animo a que des el paso. Si crees que lo necesitas, busca la fuerza para llamar. Soy fan de la terapia (bueno, y del bloqueo a los gilipollas... Ya sabes, ¡placaje a muerte!).

Si es tu caso, aquí estamos los profesionales de la salud mental para ayudarte. Siguiendo una metáfora médica, no es lo mismo pillar el cáncer en fase 1 —una etapa temprana en que es pequeño y está más localizado— que ir al médico cuando ya tienes metástasis, la enfermedad se ha extendido por todo el cuerpo y ha dañado muchos de tus órganos vitales. Cuanto más crónico y grave sea el diagnóstico, menos probabilidades hay de sobrevivir a nivel afectivo y mental. Lo mismo ocurre en terapia individual o de pareja: cuantos más años paséis mal, más dolor y resentimiento acumularéis, y más difícil será remontar.

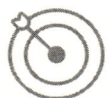

RECETA DE UNA RELACIÓN INTERDEPENDIENTE DE PAREJA
LOS DIEZ INGREDIENTES MÁGICOS

Por último, quiero que interiorices el decálogo de ingredientes que debe incluir cualquier relación de pareja sana. Tenlo presente en cualquier relación que establezcas, ya sea con tu pareja o con las personas de tu entorno (adaptado a cada caso).

1. **Límites y respeto mutuo.** Sois capaces de establecer límites y podéis negociarlos sin haceros daño.
2. **Comunicación eficaz.** Podéis hablar de vuestros sentimientos e ideas, y los respetáis incluso cuando no compartís la misma opinión. Te sientes escuchada, segura y no juzgada al hablar. Discutís de forma eficaz, sin llegar a faltas de respeto, y sabéis negociar para llegar a acuerdos.
3. **Fidelidad emocional y física recíproca.** Sois leales y honestos. Hay mucha confianza, un compromiso sincero sin ánimo de engañar o manipular al otro. Sois fieles el uno al otro. El amor es correspondido y simétrico. No hay roles de sumisa-dominador.
4. **Trabajo en equipo.** Os tratáis como iguales. Sois dos adultos que comparten las tareas de la casa y la logística de manera justa y proporcionada. La relación es bidireccional.

5. **Independencia económica mutua.** Sois libres financieramente sin depender del otro para sobrevivir o llegar a fin de mes.

6. **Autocuidado individual y de pareja.** Sigues manteniendo las actividades individuales que te gustaban antes de que apareciera él en tu vida. También sigues siendo tú. Por otro lado, dedicáis tiempo a la relación y tenéis momentos de pareja muy enriquecedores.

7. **Mantenimiento de las relaciones de amistad y familiares.** Cuando comenzasteis a salir, teníais vuestras propias vidas (reuniones familiares, amigos, aficiones e intereses propios, etc.). Mantenéis esos vínculos y no criticáis a los amigos/familia del otro. Tampoco habéis dejado de frecuentar vuestros respectivos círculos sociales y familiares.

8. **La relación es fácil, no hay conductas tóxicas o de control.** Todo fluye entre vosotros de forma natural. Tenéis la confianza y la tranquilidad suficientes para contaros lo que queráis, y no controlas a tu pareja ni tienes comportamientos tóxicos por inseguridad.

9. **Felicidad y planes de futuro comunes.** Tu termómetro emocional no te engaña. Te sientes en paz, tranquila, muy querida y admirada por tu pareja. Y es mutuo. También tenéis planes de futuro similares, como casaros o tener hijos (o no), y vuestros objetivos a largo plazo coinciden.

10. **Vida sexual.** Os satisface vuestra vida sexual. Disfrutáis y os sentís deseados el uno por el otro.

Cada vez que inicies una relación de pareja, quiero que vuelvas a esta página y que revises el decálogo de normas que te he presentado. Tu relación debería cumplir los diez puntos. Si alguno falta, háblalo con tu nueva pareja e intentad solucionarlo llegando a pactos o negociaciones entre vosotros.

¡No estás sola! Puedes apoyarte en nuestra comunidad de gladiadoras que, como tú, han superado su adicción emocional, o están en ello. Si te apetece, comparte conmigo tu proceso para alentar a otras mujeres que están pasando por lo mismo, ¡o lo que quieras! Búscame (psicologa_laraferreiro) y utiliza los hashtags #ladamadehierro, #adictaaun gilipollas o #adiccionemocional para que te encuentre. ¡Súmate a nuestra comunidad de guerreras en las redes sociales!

Empiezas una nueva etapa libre de la adicción emocional. De ahora en adelante, imagina una nueva historia para tu vida y cree en ella. Mientras tengas la fuerza necesaria para volver a empezar, nada será el fin, nada podrá contigo. La fortaleza radica en que te levantes a diario para que hoy sea mucho mejor que ayer.

La etapa de adicción emocional ha terminado, y ahora ha llegado el momento de que empiece otra. Como dijo Marcel Prévost: «El hallazgo afortunado de un buen libro puede cambiar el destino de un alma». Te estoy infinitamente agradecida por haber confiado en mí en este proceso para superar tu adicción emocional. Siempre puedes contar conmigo, como un faro de luz que te indica el camino de vuelta a casa si vuelves a perderte.

Mi querida guerrera, nos vemos muy pronto. No te suelto la mano. Estoy aquí, sujetándola cuando lo necesites.

AGRADECIMIENTOS

A mis padres, Germán y Tere, por haberme dado la vida. Os quiero más de lo que las palabras pueden acotar.

A mi gemela, Marta. Eres mi alma gemela y, nunca mejor dicho, mi compañera de aventuras desde que nos encontramos en el vientre de mamá. Juntas vinimos al mundo, tan lleno de vida.

A mi hermano pequeño, Jorge, mi Cuko, la luz del faro que indica adónde puedes volver. Aunque ahora vives muy lejos, te siento muy cerca de mí, dentro de mi corazón.

La suerte de mi vida es mi familia, mi mayor regalo y bendición.

A mi familia gallega (Conchi, Pepe, José y Sabela), os llevo en el corazón. Muchas Nochevieras recorriendo España para estar juntos, y las que nos quedan.

A toda la familia de Salamanca (Rosi, Jaime, Javi, Iván y familias).

A Félix, eres puro bombardeo amoroso enredoso (del bueno) y mi compañero de aventuras. Alegras mi vida cada día.

A todas mis amigas, mis mejores ángeles de las rupturas: Juliana, Lary, Mery y Celia. También a Ale y Louis, de Nueva York, a Bárbara T., Yolanda, Elena Uni, Ro Cerecita, Mehdi, Ralph, Yaqui, Zaino, Fidel, Vainillo, Víctor Durán, Mati, Mari Carmen, Javi Villar, Xavi, Adri, Pablo P. y a los Mindfulsmandangueros. Gracias a todos por ser mi familia escogida. Por supuesto, a mi

J. sevillano, mi J. ingeniero y mi J. mentor, mis tres J, mis tres soles. Y a Lu, somos un equipo.

También a las estrellas, algunas fugaces, que aparecieron en mi vida para enseñarme algo. A todas mis pacientes en la clínica, por abrirme vuestro corazón y dejarme que os acompañe en vuestro proceso de superación personal. Gracias enormes al equipo de psicólogas que trabajan en la clínica Lara Ferreiro, ¡SOIS MARAVILLOSAS! Y por supuesto a Esther, por ayudarme tanto en todo.

Y a todas las personas que he conocido gracias a trabajar en los medios, ¡sois geniales! Me vienen a la cabeza muchos nombres: Arancha, Juanma, Martín, Romeo, Christoph, Marta, Mercedes y un largo etcétera. Gracias por ayudar a divulgar la psicología y permitir que llegue a personas que lo necesiten.

Nada de esto hubiera ocurrido sin Alba, mi editora. Gracias por buscarme, encontrarme y creer en mí.

Y un gracias infinito a mi Fer, mi mayor confidente. Fuiste un grandísimo aliento que ha hecho de este libro una realidad. Formamos un gran equipo.

Y por supuesto a San, mi «muso», el perfil de fugitivo (de manual) está inspirado en ti.

Dicen que solo te enamoras tres veces en la vida, yo voy por la tercera. Por todo lo que me queda por vivir. Vida, aquí te espero.

«Para viajar lejos no hay mejor nave que un libro».

EMILY DICKINSON

Gracias por tu lectura de este libro.

En **penguinlibros.club** encontrarás las mejores
recomendaciones de lectura.

Únete a nuestra comunidad y viaja con nosotros.

penguinlibros.club

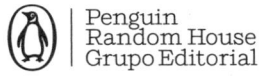

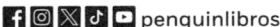 penguinlibros